EV reinhardt

Boudewijn Chabot, Christian Walther

Ausweg am Lebensende

Selbstbestimmtes Sterben durch freiwilligen Verzicht auf Essen und Trinken

2., aktualisierte Auflage

Mit einem Geleitwort von Dieter Birnbacher

Ernst Reinhardt Verlag München Basel

Dr. med. *Boudewijn Chabot*, PhD, Haarlem, Niederlande, Psychiater und Sozialwissenschaftler; www.fvnf.de
Dr. rer. nat. *Christian Walther*, Neurobiologe i.R., arbeitete am Physiologischen Institut, Universität Marburg.

Hinweis: Soweit in diesem Werk eine Dosierung, Applikation oder Behandlungsweise erwähnt wird, darf der Leser zwar darauf vertrauen, dass die Autoren große Sorgfalt darauf verwandt haben, dass diese Angabe dem Wissensstand bei Fertigstellung des Werkes entspricht. Für Angaben über Dosierungsanweisungen und Applikationsformen oder sonstige Behandlungsempfehlungen kann vom Verlag jedoch keine Gewähr übernommen werden. – Die Wiedergabe von Gebrauchsnamen, Handelsnamen, Warenbezeichnungen usw. in diesem Werk berechtigt auch ohne besondere Kennzeichnungen nicht zu der Annahme, dass solche Namen im Sinne der Warenzeichen- und Markenschutz-Gesetzgebung als frei zu betrachten wären und daher von jedermann benutzt werden dürften.

Bibliografische Information der Deutschen Nationalbibliothek

Die Deutsche Nationalbibliothek verzeichnet diese Publikation in der Deutschen Nationalbibliografie; detaillierte bibliografische Daten sind im Internet über <http://dnb.d-nb.de> abrufbar.

ISBN 978-3-497-02220-5

© 2011 by Ernst Reinhardt, GmbH & Co KG, Verlag, München

Dieses Werk, einschließlich aller seiner Teile, ist urheberrechtlich geschützt. Jede Verwertung außerhalb der engen Grenzen des Urheberrechtsgesetzes ist ohne schriftliche Zustimmung der Ernst Reinhardt GmbH & Co KG, München, unzulässig und strafbar. Das gilt insbesondere für Vervielfältigungen, Übersetzungen in andere Sprachen, Mikroverfilmungen und für die Einspeicherung und Verarbeitung in elektronischen Systemen.

Printed in Germany
Reihenkonzeption Umschlag: Oliver Linke, Augsburg
Covermotiv: © PantherMedia.net / Andrea Haase
Satz: Fotosatz Reinhard Amann, Aichstetten
Druck und Bindung: Friedrich Pustet, Regensburg

Ernst Reinhardt Verlag, Kemnatenstr. 46, D-80639 München
Net: www.reinhardt-verlag.de E-Mail: info@reinhardt-verlag.de

Inhalt

Geleitwort 9

Vorwort zur 2. Auflage 12

1 Vier Personen, die durch Verzicht auf Nahrung und Flüssigkeit den Tod vorzeitig herbeiführten 17
Boudewijn Chabot

1.1 Vorbemerkungen 17
1.2 Frau B., 86 Jahre: „Sterben ist ein mühsames Geschäft" 20
1.3 Frau G., 83 Jahre: „Ich habe genug Willenskraft, um das durchzuhalten" 24
1.4 Herr R., 84 Jahre: „Seit dem Tode meiner Frau will ich nicht mehr leben" 30
1.5 Herr E., 86 Jahre: „Wenn der Arzt mich begleitet, gehe ich lieber den legalen Weg" 33
1.6 Positionen zum bewussten, vorzeitigen Sterben 38

2 Informationen zum freiwilligen Verzicht auf Nahrung und Flüssigkeit: Was man darüber wissen sollte 42
Boudewijn Chabot

2.1 Vier Möglichkeiten eines humanen Ausweges aus einer unerträglichen Leidenssituation am Ende des Lebens .. 42
2.2 Überblick über den Verlauf von FVNF 46
2.3 Der Umgang mit Fasten und Flüssigkeitsverzicht in unterschiedlichen Situationen 49
2.4 Berichte über Patienten, die in den Niederlanden durch FVNF verstarben 53
2.5 Wie lange dauert es, bis man stirbt? 55

3 Informationen zum freiwilligen Verzicht auf Nahrung und Flüssigkeit: Was zu tun ist 59
Boudewijn Chabot

3.1 Mundpflege und weitere wichtige Maßnahmen 60
3.2 Ärztliche und palliativ-pflegerische Versorgung bei FVNF 66
3.3 Vier wichtige, rechtlich-organisatorische Voraussetzungen für die unbedenkliche Durchführung von FVNF 72
3.4 Zusammenfassung der Maßnahmen, die den Verlauf von FVNF erleichtern und juristisch absichern 77
3.5 Hinweise für die Durchführung von FVNF zuhause .. 80

4 Fasten und Flüssigkeitsverzicht: Änderungen im Stoffwechsel, subjektive Erfahrungen und Vertretbarkeit bei nicht mehr einwilligungsfähigen Patienten 82
Boudewijn Chabot

4.1 Änderungen im Stoffwechsel bei striktem Fasten 82
4.2 Erfahrungen mit stark reduzierter Flüssigkeitsaufnahme bei korrekter Mundpflege 85
4.3 Patienten, die spontan die Aufnahme von Nahrung und Flüssigkeit verringerten 88
4.4 Beenden der Flüssigkeitsversorgung bei nicht mehr einwilligungsfähigen Patienten: Forschungsergebnisse 91
4.5 Beenden der Flüssigkeitsversorgung bei nicht mehr einwilligungsfähigen Patienten: drei Fallbeispiele 97

5 Rechtliche Fragen zum beabsichtigten, vorzeitigen Versterben durch Verzicht auf Nahrung und Flüssigkeit 102
Christian Walther

5.1 Rechtliche Ausgangsbasis 103
5.2 Unterstützungshandlungen Dritter beim Suizid 104
5.3 Garantenpflicht 106

5.4 Freiverantwortlichkeit 107
5.5 Das ärztliche Standesrecht 111
5.6 Die Verlautbarung der BÄK zur Sterbebegleitung 112
5.7 Tragweite der BÄK-Richtlinie 115
5.8 Die Situation gegenüber der Krankenkasse 117
5.9 Ausstellen des Totenscheins 118

6 Ethische Aspekte des freiwilligen Verzichts auf Nahrung und Flüssigkeit 120
Christian Walther

6.1 Autonomie 121
6.2 Vorzeitig Sterben – ein vernünftiger Wunsch? 122
6.3 Menschenwürde 125
6.4 Gesellschaftliche Aspekte des Sterbewunsches 126
6.5 Ist FVNF Selbsttötung oder ein natürlicher Tod? 128
6.6 Wer soll wann sterben dürfen? 130
6.7 Moralische Fragen an die bei FVNF beteiligten Personen 131
6.8 Abschluss: Ein hypothetischer Fall 135

Anmerkungen 139
Literatur 151
Anhang 160
    Verfügung 160
    Fragebogen zum Sterben durch freiwilligen Verzicht auf Nahrung und Flüssigkeit (FVNF) 162
Sachregister 169
Personenregister 172

Geleitwort

Seit längerem sind Sterben und Tod keine Tabuthemen mehr. Mehr und mehr Menschen machen sich nicht mehr nur im geheimen Gedanken darüber, wie sie sterben wollen, sondern tauschen sich auch darüber aus und formulieren ihre Wünsche an die letzte Lebensphase in Gesprächen mit Menschen, die für den Fall, dass sie sich nicht mehr äußern können, für ihre Wünsche eintreten. Die Bereitschaft nimmt zu, das Lebensende nicht mehr abzuwehren und zu verdrängen, sondern als integralen Teil des Lebens zu sehen und wenn möglich bewusst zu durchleben. Gleichzeitig wächst das Verlangen nach einem „guten" Tod – einem möglichst sanften und schmerzfreien, gut begleiteten und die Würde und den Willen des Sterbenden so weit wie möglich respektierenden Tod. Nicht nur die Ansprüche an die Qualität des Lebens, auch die Ansprüche an die Qualität des Sterbens wachsen und stellen die Gesellschaft vor neue und schwierige Herausforderungen.

Diese Herausforderungen werden zunehmend als solche erkannt. Nach einer langen Zeit des Zögerns und Verschleppens ist in Deutschland die palliativmedizinische Versorgung in den Fokus der öffentlichen Aufmerksamkeit gerückt und sukzessiv verbessert worden. Dennoch bleibt die Versorgung bisher hinter dem internationalen Stand zurück. Schwerer sind die soziale Isolation und der Mangel an Zuwendung zu überwinden, unter der viele Ältere bis in den Tod hinein leiden. Die Mehrzahl der Menschen hat den Wunsch, zu Hause und im Kreis Ihrer Nächsten zu sterben, aber oft ist dieser Wunsch nicht erfüllbar, weil sich eine professionelle medizinische und pflegerische Versorgung im häuslichen Rahmen nicht sicherstellen lässt, es an Familienangehörigen und anderen Bezugspersonen fehlt oder die Pflege am Lebensende die Familien mit untragbaren Belastungen konfrontiert. Allerdings zeigt das Beispiel der Niederlande, wo mehr als die Hälfte der Sterbenden zu Hause sterben, dass auch in dieser Hinsicht Alternativen möglich sind.

Auch der Wunsch nach Selbstbestimmung am Lebensende stößt oft auf unüberwindliche Hindernisse, insbesondere dann, wenn ein Mensch den Zeitpunkt seines Sterbens, so weit es die Umstände zulassen, selbst bestimmen möchte und dafür auf fremde Hilfe angewiesen ist. Da in Deutschland die aktive Sterbehilfe rechtlich verboten ist und eine ärztliche Beihilfe zur Selbsttötung als mit dem ärztlichen Ethos unvereinbar gilt, bleiben zur Verwirklichung dieses Wunsches nur begrenzte Möglichkeiten. Dazu gehören die Hoffnung, dass ein Verzicht auf weitere Behandlungen und eine gute palliative Begleitung in einen sanften Tod einmünden; die Option einer einsamen und vielfach gewaltsamen Selbsttötung; und der belastende und oft würdelose Weg des „Sterbetourismus". Der Bedarf an einer neuen und nicht mehr nur religiös verstandenen *Ars moriendi*, einer „Kunst des Sterbens", die medizinische, soziale und existenzielle Aspekte gleichermaßen einbezieht, ist unübersehbar. In den Bemühungen, diesem Bedarf gerecht zu werden, steht unsere Gesellschaft noch ganz am Anfang.

In dieser Situation gewinnen Formen des Sterbens an Bedeutung, die einerseits dem Bedürfnis nach einem selbstbestimmten Lebensende entgegenkommen, aber andererseits die Bereitschaft professioneller Helfer, die Wünsche des Schwerkranken zu unterstützen, nicht überfordern. Eine solche Form ist der in diesem Buch beschriebene Weg des selbstbestimmten Verzichts auf Nahrung und Flüssigkeit. Dieser Weg ist kein leichter und bequemer Weg. Er wird nur teilweise den Erwartungen gerecht, die viele mit der Wunschvorstellung eines sanften und würdigen Todes verbinden. Aber dieser – in der Diskussion um die Sterbehilfe bisher vernachlässigte – Weg scheint wie kein anderer geeignet, das bei vielen älteren Menschen vorhandene Autonomiebedürfnis mit den Vorbehalten der Ärzte und der Gesellschaft gegen eine aktive Mitwirkung am Tod eines Menschen zu versöhnen. Auf der einen Seite eröffnet es dem Einzelnen die Möglichkeit, sich ein Stück weit der Naturverfallenheit seiner körperlichen Existenz zu entziehen und sein Lebensende – in den Grenzen des nach den Umständen Möglichen – in die eigene Hand zu nehmen. Auf der anderen Seite erspart es ihm selbst und anderen eine gewaltsame oder in anderer Weise ausgeprägt aktive Mitwirkung an dem zum Tode führenden Geschehen. Es überbrückt in gewisser Weise die Kluft, die in unserem Kulturbereich seit alters zwischen der spätantiken und der christlichen Auffassung vom guten Sterben bestand: zwischen dem Ideal einer rational-selbstbewussten Gestaltung des Lebens und Sterbens, die so wenig wie möglich dem Schicksal überlässt, und dem Ideal einer demütig hinnehmenden Haltung dem Leben und Sterben gegenüber, die das Lebensende vertrauensvoll in Gottes Hände legt.

In der Tradition der philosophischen Auseinandersetzung mit Sterben und Tod ist wohl Schopenhauer diesem Weg am nächsten gekommen. Schopenhauer kritisiert an den gewöhnlichen Formen der Lebensbeendigung aus eigenem Willen, dass sie angesichts der mit ihnen verbundenen Gewaltsamkeit in keiner Weise mit dem von ihm vertretenen Ideal einer „Selbstverneinung des Willens" vereinbar sind. Nur den „aus dem höchsten Grade der Askese freiwillig gewählten Hungertod" nimmt er von diesem Urteil aus – obwohl dieser, wie das vorliegende Buch zeigt, nicht nur sorgfältige Planung und Unterstützung, sondern auch einen starken Willen verlangt.

Dieter Birnbacher
Professor für Praktische Philosophie,
Heinrich-Heine-Universität
Düsseldorf, im Herbst 2009

Vorwort zur 2. Auflage

Grundlage dieses Buches sind mehr als einhundert Berichte über Menschen, die verstarben, nachdem sie mehr als sechs Tage lang nichts mehr getrunken hatten (Chabot 2007, 2008, 2009). Etwa vierzig Prozent der Verstorbenen hatten Krebs, weitere dreißig Prozent litten an neurologischen, kardiovaskulären oder anderen schweren Krankheiten im fortgeschrittenen Stadium. Die übrigen dreißig Prozent waren sehr alt und litten unter Behinderungen wie Erblindung oder starker Reduzierung der Beweglichkeit durch schwere Arthrose. Alle hatten sich nach gründlichen Diskussionen mit einer Person ihres Vertrauens und manchmal auch mit ihrem Arzt dafür entschieden, ihren Tod vorzeitig herbeizuführen, statt noch Monate oder Jahre weiterzuleben.

In Deutschland wie in anderen Ländern ist es nahezu unbekannt, dass ein *freiwilliger Verzicht auf Nahrung und Flüssigkeit* (im Folgenden mit „FVNF" abgekürzt[1]) jedem bei fortgeschrittenem Alter und erheblichem Leiden unter Krankheiten und Gebrechen die Möglichkeit bietet, das Leben vorzeitig in Würde zu beenden. Das Hauptziel dieses Buches ist, dies zu ändern, zumal in der früheren Literatur die Meinungen zu diesem Thema geteilt waren und sich auf wenige, nicht besonders gut dokumentierte Fälle stützten. Unsere Informationen sollen eine gute Kommunikation ermöglichen zwischen Patienten, die noch freiverantwortlich für sich entscheiden können und auf diese Weise vorzeitig aus dem Leben gehen wollen, und den Ärzten, dem Pflegepersonal und den Angehörigen, die hieran gegebenenfalls beteiligt sein werden. Es wendet sich ganz besonders auch an alle, die im Hospizwesen tätig sind.

Aufgrund der Tatsache, dass FVNF in unserer Gesellschaft so wenig bekannt ist, könnte man vermuten, dass dies eine ausgefallene, neue Idee ist, der man mit großer Skepsis begegnen sollte. Hinzu kommt die reflexhafte Vorstellung, dass FVNF auf ein grauenhaftes Verdursten hinauslaufe. Daher machen wir darauf aufmerksam, dass von der Gesamtzahl der Menschen, die jährlich in den Niederlanden auf verschiedene Weise sterben, an die 2 % den Ausweg durch FVNF wählen, also immerhin etwa 2.500 Menschen pro Jahr (Chabot/Goedhart 2009). FVNF kann man auch vereinfachend und unakademisch als „Sterbefasten" bezeichnen[2].

Schon in der Antike war übrigens die Möglichkeit bekannt, im hohen Alter mit dem Essen und Trinken aufzuhören, um zu sterben (auf Griechisch: „apokarterein; Lateinisch: „inedia"; Van Hooff 1990). Auch heutzutage ist dies in manchen Teilen von Indien nichts Ungewöhnliches (Bilimoria 1992; Madan 1992). Wenn in Deutschland eine Patientenverfügung, die das Legen einer Magensonde oder einer perkutanen endoskopischen Gastrostomie (PEG) verbietet, konsequent umgesetzt wird, dann verstirbt der betreffende Patient letztendlich aufgrund des Flüssigkeitsverzichts (sofern es nicht die vorliegende Krankheit ist, die dann zum Tode führt). Somit ist dieser Tod im klinischen Alltag nichts Ungewöhnliches oder Abwegiges. Er kann ein ganz friedlicher Tod sein, sofern die Ärzte und das Pflegepersonal ihn professionell begleiten. Andererseits muss betont werden, dass für jüngere, weitgehend gesunde Menschen ein radikaler Flüssigkeitsverzicht kaum auszuhalten ist, so dass für sie FVNF kein gangbarer Weg aus dem Leben ist.

Die meisten Leserinnen und Leser, die von Sterbefasten zum ersten Mal hören, werden drei Fragen stellen, auf die wir hier bereits kurz antworten wollen:

1. Ist dies ein natürlicher Weg aus dem Leben?
> Der Weg ist insofern natürlich, als keine lebensverkürzenden, medizinisch-technischen Maßnahmen ergriffen werden.
2. Kann man diesen Weg ohne zu leiden und ganz ohne fremde Hilfe bewältigen?
> Er ist nicht ganz frei von Leiden. Das Durstgefühl lässt sich durch gute Mundpflege in Grenzen halten; viele Patienten werden jedoch an manchen Tagen einen Arzt um ein Medikament bitten, damit sie es besser bewältigen können.
3. Warum sollte man ausgerechnet einen längeren, für manche doch schwierigen Weg wählen, wo es andere Möglichkeiten gibt, auf humane Weise vorzeitig aus dem Leben zu scheiden?

> Die Antwort ist dreifach:
> a) Tötung auf Verlangen wird zwar von manchen Ärzten gewährt, ist in Deutschland aber verboten.
> b) Beihilfe zu einer wohlüberlegten Selbsttötung ist in Deutschland zwar nicht verboten, doch ist die Beschaffung eines hierzu benötigten Mittels weder einfach noch in jedem Falle legal, und nur ein Teil der Ärzte wird hierbei den Patienten voll unterstützen.
> c) Das Sterben durch solche Methoden bedeutet einen abrupten Tod, während bei FVNF ein allmählicher, weitgehend harmonischer Abschied vom Leben möglich ist.

Der Titel „Ausweg am Lebensende" bezieht sich auf die Möglichkeit, eine Leidenssituation durch beabsichtigtes, vorzeitiges Sterben in Würde zu beenden. Hiermit verbinden wir, dass die Entscheidung wohlüberlegt getroffen wurde und der Tod, möglichst in Anwesenheit von Angehörigen oder Freunden, sanft (im Schlaf) eintritt, anstatt dass sich jemand – wie es so oft bei alten Menschen vorkommt – einsam und vielleicht als Folge einer überstürzten Entscheidung auf schreckliche Weise umbringt. Oft stellen sich einer humanen Verwirklichung des Sterbewunsches erhebliche Hindernisse entgegen. Hier kommen nicht allein „technische", sondern auch manche rechtliche, ethische und, für Ärzte, standesrechtliche Schwierigkeiten ins Spiel. Auch in dieser Hinsicht stellt FVNF einen Ausweg dar, denn man kann manche Einwände, die in Deutschland noch immer gegen Beihilfe zur Selbsttötung erhoben werden, auf sich beruhen lassen.

Dass man das Leben nach einer autonomen Entscheidung eines Tages durch FVNF beenden kann und hierfür keine schwierigen, z. T. rechtlich bedenklichen Vorbereitungen nötig sind, wird für manche etwas Befreiendes und Beruhigendes darstellen. Es gehört übrigens zu den Vorteilen von FVNF, dass man zu einem frühen Zeitpunkt wieder anfangen kann mit Essen und Trinken, wenn einem das Durchhalten zu schwer fällt oder wenn man sich aus anderen Gründen dazu entschließt, doch noch einige Zeit weiterzuleben.

Die Kapitel, die von Boudewijn Chabot verfasst wurden, hat

Christian Walther aus dem Englischen übersetzt. Hierbei hat Frau Hete Walther mitgewirkt, der wir dafür sowie für weitere Unterstützung unseren Dank aussprechen. Eine vorläufige Manuskriptfassung wurde im Sommer 2009 vielen mit solchen Themen befassten deutschen Institutionen (z. B. der Ethikkommission der Bundesärztekammer) und medizinischen oder juristischen Experten zur Beurteilung vorgelegt. Einige von ihnen haben uns geantwortet und erheblich zur veränderten und erweiterten Endfassung beigetragen. Ihnen allen sei hier vielmals gedankt.

Wir haben ausgiebig von der Möglichkeit Gebrauch gemacht, Belege sowie ergänzende Informationen, die nicht jeden Leser gleichermaßen interessieren dürften, in Anmerkungen am Ende des Buches aufzuführen. Diese nehmen auch öfters Bezug auf die „Sterbehilfe-Debatte" der letzten Jahre. Hier sei außerdem auf das Sachregister verwiesen, über das (durch fett gedruckte Seitenzahlen) ein unmittelbarer Zugriff auf Definitionen u. ä. möglich ist.

Die Nachfrage nach unserem 2010 erschienenen Buch machte bereits eine weitere Auflage erforderlich, für die allerdings nur wenige Änderungen vorgenommen wurden. Die Reaktionen auf das Buch reichten im Erscheinungsjahr von bewusstem Verschweigen (wie z. B. bei der sog. Deutschen Hospizstiftung) bis zu uneingeschränkt positiven Beurteilungen von juristischer und medizinethischer Seite[3]. Zwecks leichterer Lesbarkeit verwenden wir im Folgenden nur die männliche Form als Oberbegriff.

Haarlem, Niederlande, und Marburg, November 2010,
Boudewijn Chabot, Christian Walther

1 Vier Personen, die durch Verzicht auf Nahrung und Flüssigkeit den Tod vorzeitig herbeiführten

Boudewijn Chabot

1.1 Vorbemerkungen

Im Jahr 2007 starben laut Statistischem Bundesamt 3993 Menschen, die über 60 Jahre alt waren, durch Suizid. 1036 waren über 80 Jahre alt. Diese Suizide werden oft als „Alterssuizide" bezeichnet. Zu misslungenen Suizidversuchen gibt es keine amtlichen Zahlen, woraus jedoch nicht gefolgert werden darf, dass sie seltener sind als die „gelungenen" (De Leo et al. 2006). Hinter diesen amtlichen Zahlen verbergen sich traurige Schicksale, über die auch immer wieder öffentlich geklagt wird. Diese Klage wird meist verbunden mit der Forderung, „die Gesellschaft" müsse mehr tun für Menschen, die im hohen Alter so verzweifelt sind, dass sich manche von ihnen sogar das Leben nehmen wollen. Im gleichen Atemzug wird häufig gegen Sterbehilfe polemisiert, so als sei es deren Anliegen, die Gesellschaft aus ihrer Pflicht für die alten und schwer leidenden Menschen zu entlassen (Fittkau 2006).

Hinter dem, was heute amtlich „Suizid" heißt und vom Nationalen Ethikrat als Selbsttötung bezeichnet wird, stehen sehr verschiedene Tathergänge, die von grässlichen, meist einsam begangenen Akten bis zu einem friedlichen Einschlafen im Kreise von Verwandten und Freunden reichen. Ebenso vielfältig sind die Situationen, aus denen heraus sich der Wunsch nach Selbsttötung entwickelt: Es gibt durchaus die Möglichkeit, dass Lebensumstände, die einen alten Menschen zur Verzweiflung und zum Aufgeben treiben, erkannt und so erfolgreich geändert werden, dass dieser dann doch noch eine Zeit lang mit Freude und Gelassenheit weiterleben kann. Jeder, der aufgrund einer unmittelbaren oder aber auch weniger direkten Betreuungssituation Verantwortung für das Wohl eines alten Menschen trägt, muss sich stets aufs Neue fragen, ob es zu Versäumnissen gekommen ist oder ob sich bedenkliche Entwicklungen absehen lassen, die präventives Handeln erforderlich machen.

Sofern ein Arzt das Vertrauen des Sterbewilligen besitzt, kommt ihm sicher eine besondere Rolle für dessen Beratung und die Beurteilung seines Willens zu. Es gibt darüber hinaus ein „Netzwerk" von Anlaufstellen, Vereinen, Wissenschaftlern u. a., die sich Suizid-Prävention zur Aufgabe gemacht haben, wie z. B. die Deutsche Gesellschaft für Suizidprävention, DGS. Leider ist derzeit jedoch davon auszugehen, dass man von den zahlreichen Anlaufstellen für die hier von uns betrachtete Fallgruppe der *älteren* Menschen meist keine wirklich hilfreiche Beratung erhalten kann.[1] Immerhin gibt es einige regionale Modellprojekte, die sich speziell die Verhinderung von Alterssuiziden zum Ziel gesetzt haben.[2] Ein Hauptproblem bei älteren Menschen, die sich mit Suizid-Gedanken tragen, dürfte darin bestehen, dass sie selber sich meist gar nicht an irgendeine helfende Instanz wenden *möchten*. Insofern ist es vor allem für ihre Angehörigen und Freunde von Interesse, solche Angebote zu kennen. Dafür kann man sich an einen Psychotherapeuten wenden, insbesondere einen *psychologischen* Psychotherapeuten mit längerer Berufserfahrung (mehr hierzu in Kap. 3.3).

Heutzutage können sich viele Menschen vorstellen, dass sie vor allem mit zunehmendem Alter an einen Punkt kommen könnten, an dem sie nicht mehr weiterleben wollen. Sie treffen ihre Bewertung der Lebensumstände gemäß ihrer Weltanschauung und aufgrund ihrer gesammelten Erfahrungen (Seale 1996). Wenn eines Tages ihre Absicht heranreift, aus dem Leben zu scheiden, werden sie sich mit anderen Menschen beraten, sofern es ihnen nicht völlig unmöglich ist, sich über existenzielle Fragen auszutauschen. Leider wird es für manche sehr schwer sein, eine Beratung wie sie sie sich wünschen, zu erhalten, vor allem wenn niemand mehr am Leben ist, der ihnen nahe stand und dem sie vertrauen konnten. Diejenigen, die eine Selbsttötung aus Überzeugung von vorneherein ablehnen, werden als Gesprächspartner nicht in Frage kommen. Eine „paternalistische", d. h. bevormundende Einmischung anderer in diesen Entscheidungsprozess wird der Rat Suchende ablehnen, – zu Recht, wie wir meinen.

Die kritische Bewertung eines fürsorglichen, von Bevormundung nicht ganz freien Umgangs mit älteren Menschen als „paternalistisch" kann im Grunde jeden treffen. Dass man irgendwann dahin kommt, auf alte Menschen in ähnlicher Weise Einfluss nehmen zu wollen wie auf Kinder, wird kaum jemand leugnen. Etwas anderes ist es, ob man jemanden dann, wenn es um den vorzeitigen Sterbewunsch geht, nur noch „beschützen" will oder *wirklich offen* ist für die Möglichkeit, dass dieser Wunsch für diesen Menschen in dieser Situation nachvollziehbar und zu respektieren ist. Diese *prinzipielle Offenheit* würde dann auch beinhalten, dass man diesem Menschen gegebenenfalls dabei hilft, vorzeitig auf humane Weise aus dem Leben zu gehen – wie man ihm andernfalls ja auch helfen wird, mit seiner Situation wieder besser zurecht zu kommen.[3]

Wer unter humanen Bedingungen seinem Leben ein Ende setzen will und hierfür Rat und Hilfe sucht, hat es in Deutschland nicht leicht, gewiss schwerer als etwa in der Schweiz, aber doch weniger schwer als in Österreich. Die in diesem Buch beschriebene und diskutierte Möglichkeit, durch freiwilligen Verzicht auf Nahrung und Flüssigkeit (FVNF) vorzeitig und friedlich zu versterben, ist bisher in der breiteren Öffentlichkeit kaum bekannt. Um einen ersten Eindruck zu vermitteln, worum es bei solch einem Sterbefasten geht, schildern wir im folgenden vier Fälle, die sich tatsächlich so zugetragen haben, und zwar in den Niederlanden. Man erfährt daraus nicht allein, was im Verlauf von FVNF geschieht, sondern man erlebt mit, wie sich der Entschluss, durch FVNF vorzeitig aus dem Leben zu gehen, bei jemandem entwickelt und wie die bzw. der Betreffende diesen Entschluss in seinem sozialen Umfeld dann durchsetzt.

Zum besseren Verständnis dieser Fallbeispiele ist es nützlich, sehr kurz die gesetzlichen Regelungen zur Sterbehilfe in den Niederlanden mit der derzeitigen Situation in Deutschland zu vergleichen:

>> Rechtliche Regelung der Sterbehilfe in den Niederlanden im Vergleich zu Deutschland

Während in Deutschland ärztliche Tötung auf Verlangen vom Strafgesetz verboten ist, jedoch Beihilfe zur Selbsttötung prinzipiell nicht strafbar ist, sind beide Formen von Sterbehilfe in den Niederlanden unter gesetzlich definierten Voraussetzungen straffrei, wenn sie von Ärzten geleistet werden (Griffiths et al. 2008). In Deutschland ist jedem die Beihilfe zur Selbsttötung erlaubt, doch gerade den Ärzten wird es bisher durch die noch herrschenden Prinzipien im ärztlichen Standesrecht verwehrt. Andererseits genügt in Deutschland die Willensfreiheit des Sterbewilligen, damit seinem Wunsch (nach Beihilfe zur Selbsttötung) entsprochen werden darf, während in den Niederlanden nur bei einer medizinisch aussichtslosen Lage, nämlich einer zum Tode führenden Krankheit oder einem nicht heilbaren, schweren (körperlichen oder psychischen) Leiden Sterbehilfe straffrei vom Arzt geleistet werden darf.

Die Beihilfe zur Selbsttötung ist in den Niederlanden also in zweierlei Hinsicht restriktiver geregelt als in Deutschland: Sie darf nur von Ärzten durchgeführt werden, und es muss dieselbe Voraussetzung wie für die Tötung auf Verlangen erfüllt sein, nämlich die aussichtslose Lage des Patienten (Van Delden et al. 2004, vgl. auch Kap. 5 zur rechtlichen Lage in Deutschland.)

1.2 Frau B., 86 Jahre: „Sterben ist ein mühsames Geschäft"

Dieser Bericht beruht auf separaten Interviews mit der Tochter und dem Hausarzt von Frau B. nach ihrem Tode.

>> Soziale Situation und Persönlichkeit

Frau B., 86 Jahre alt, war immer Hausfrau gewesen und seit zwölf Jahren Witwe. Sie hatte ein gutes Verhältnis zu ihren beiden hilfsbereiten Kindern. Sie lebte selbständig, hatte viele soziale Kontakte und führte ein abwechslungsreiches und interessantes Leben. Ihre Tochter beschrieb sie als eine starke Frau, fürsorglich und mit einfühlsamem Interesse für andere Menschen, dabei stabil in ihrem Gefühlsleben.

>> Medizinische Lage und Entscheidungsfindung

Frau B. litt an mäßigem Bluthochdruck. In den Monaten vor ihrer Entscheidung, das Leben zu beenden, hatte sie mehrmals eine vorübergehende Durchblutungsstörung des Gehirns (Transitorische ischämische Attacke, kurz TIA) mit kurzen Ausfallerscheinungen. Auf Befragen hatte der Hausarzt ihr erklärt, dass solch eine TIA der Vorbote einer größeren Hirnblutung, verbunden mit bleibenden Lähmungserscheinungen und/oder Sprachstörungen (Aphasie) sein kann. Außerdem hatte Frau B. Altersdiabetes, den sie aber mit Tabletten wirkungsvoll behandelte. Einige Wochen vor ihrem Tod ging plötzlich ihre Sehkraft stark zurück, so dass sie die Bildunterschriften im Fernsehen nicht mehr lesen konnte.

Frau B. fürchtete sich nicht davor, an einer weiteren Durchblutungsstörung zu sterben, aber dass eine TIA der Vorbote von Lähmungen und Sprachstörungen sein und sie daher pflegebedürftig werden könnte, ängstigte sie sehr. Ihr wurde klar, dass sie dann als Pflegefall in ein Alten- oder Pflegeheim aufgenommen werden müsste. Das hätte den Verlust ihrer Unabhängigkeit bedeutet, welche für sie – als der Persönlichkeit, zu der sie geworden war und die sie bleiben wollte – das Wesentliche bedeutete. Außerdem war sie davon überzeugt, dass sie das Leben in vollen Zügen genossen hatte und ihre Zeit nun gekommen sei.

Während einer Periode von mehreren Monaten sprach Frau B. mit ihrem Hausarzt über ihren Wunsch, das Leben zu beenden, solange dieses noch gut sei, und darüber, wie sie dies selbst die in die Hand nehmen könne, ohne ihn zu belasten:

„Es handelt sich nicht um ein unerträgliches Leiden, deshalb möche ich Sie nicht um Beihilfe zur Selbsttötung bitten. Ich möchte nicht jemand anderem die Verantwortung für meinen Tod übertragen. Lieber will ich für mein Sterben selbst verantwortlich sein, solange mir das noch möglich ist."

Darauf eröffnete ihr der Arzt die Möglichkeit, durch Verzicht auf Nahrung und Flüssigkeit aus dem Leben zu gehen. Er befand, dass Frau B. in der Lage sei, diese wichtige Entscheidung vollverantwortlich selbst zu treffen. Frau B. sprach über diesen Ausweg mit dem Arzt dann mehrfach und ausführlich. Mit ihren Kindern besprach sie während der Phase der Entscheidungsfindung ihr Vorhaben, das Leben so zu beenden, noch nicht.

Drei Wochen vor dem Tod von Frau B. bat die Tochter den Hausarzt, vorbeizukommen, weil sich ihre Mutter nicht wohl fühle. „Sie klagt über Übelkeit und möchte im Bett bleiben." Nach den vorangegangenen Gesprächen über ihren Wunsch zu sterben, gab es an diesem Tag etwas in der Gefühlslage von Frau B., das den Arzt veranlasste, sie in Anwesenheit der Tochter zu fragen: „Wollen Sie sterben?" Die Antwort lautete: „Ja." Das traf die Tochter völlig unerwartet. Frau B. scherzte daraufhin: „Papa hat gesagt, du brauchst nichts mehr zu essen, du kriegst dann da oben was." Sie ließ keine Diskussion über ihre Entscheidung zu, dass nun der richtige Moment gekommen sei, mit dem Essen und Trinken aufzuhören. Die Tochter fragte den Hausarzt: „Wie kann ich wissen, dass sie wirklich nicht mehr essen will?" Der Hausarzt nahm einen Teller mit Essen, der neben dem Bett stand und bot ihn Frau B. an. Sie schüttelte den Kopf. '"Nein, ich will nicht." Der Hausarzt sagte zur Tochter: „Sie können es ihr immer wieder anbieten und sehen, was passiert." Das beruhigte die Tochter etwas. „Wenn meine Mutter wirklich sterben will, dann werde ich das so ganz sicher merken." Der Hausarzt hinterließ Frau B. einige Schlaf- und Beruhigungstabletten für den Fall, dass sie diese gegen Schlaflosigkeit oder andere unerwartete Beschwerden brauchen würde.

Am Tag, bevor sie ihren Entschluss, mit dem Essen und Trinken aufzuhören, dem Hausarzt und ihrer Tochter mitteilte, hatte Frau B. ihrer Tochter ein Essen gekocht.

>> Der Verlauf

Für ihre Umgebung fast unmerklich verringerte Frau B. in der ersten Woche das Essen und Trinken. Auch nach der ersten Woche trank sie hin und wieder kleine Mengen, aber reduzierte das bald auf ein gelegentliches Eis am Stiel oder einen kleinen Schluck Kaffee. Wenn ein Enkelkind zu Besuch kam, aß sie „zur Gesellschaft" ein kleines Häppchen mit. Ihre Kinder waren abwechselnd immer bei ihr und verwöhnten sie. Nach zwei Wochen wurde sie deutlich schwächer, aber sie blieb bis zum Tag ihres Todes bei klarem Verstand. In der letzten Woche nahm sie zwei Mal eine halbe Schlaftablette, um die Nacht besser zu überstehen. Einige Tage vor ihrem Tod machte ihr das Atmen zu schaffen, und sie bekam Angst, doch ließ sich dies mit einer Beruhigungstablette bewältigen. Sie führte die Mundpflege mit Hilfe der Kinder fort, und sie klagte nicht über Durst. Dennoch äußerte sie, als es auf das Ende zuging: „Ich muss schon sagen, sterben ist ein mühsames Geschäft. Man muss es selber tun, Papa [also der verstorbene Ehemann] kann nicht helfen, und Vater und Mutter nützen dir auch nicht." Sie starb in der Nacht, während ihr Sohn, der bei ihr wachte, sich gerade eine Tasse Kaffee machte. Er hörte sie aufseufzen und als er zu ihr kam, war es vorbei. Seit Beginn des Fastens waren nun insgesamt drei Wochen verstrichen; während der letzten zehn Tage hatte sie überhaupt nichts mehr getrunken. Die Tochter bemerkte dazu:

> „Dies war eine wertvolle Zeit in unserem Leben, weil wir alle zusammen für sie sorgen konnten, so dass das Sterben für sie erträglich war. Wir sorgten dafür, dass im Hause eine gute Atmosphäre herrschte und dass unsere Mutter, wenn sie wach war, sich immer mit etwas beschäftigen konnte. Dass der Arzt jeden Tag vorbei kam und sich so viel Zeit für uns nahm, trug entscheidend dazu bei, dass unsere Mutter und wir selbst gelassen und ruhig blieben."

>> Abschließende Bemerkungen

Im Vergleich zu dem zweiten Beispiel, das wir hier aufführen, ist dieser Sterbeprozess bemerkenswert friedlich verlaufen. Die Faktoren, die dazu beigetragen haben, sind:

> Sowohl die Tochter als auch der Arzt charakterisieren Frau B. als ausgeglichene, starke Persönlichkeit. Sie wollte die Verantwortung für ihr Lebensende selbst übernehmen.

> Sie war gut vorbereitet auf das, was sie erwarten würde, dank der Gespräche mit ihrem Hausarzt.
> Der Hausarzt kam jeden Tag vorbei. Vorsorglich stellte er Schlaf- und Beruhigungstabletten zur Verfügung.

Schmerzmittel erwiesen sich als unnötig; gelegentlich eine Schlaftablette und ein angstlinderndes Mittel genügten. Es ist eine aus der palliativen Pflege bekannte Erfahrung, dass die Behandlung von Schmerz und anderen Symptomen bei einem terminalen Patienten oft besser verläuft, wenn dieser die Dosierung der Schmerzmittel oder anderer lindernder Mittel selbst bestimmen kann. Das verringert die Angst, dass man jeden Augenblick durch nicht mehr beherrschbare Schmerzen überwältigt werden könnte.

Frau B. hörte allmählich mit dem Essen und dann auch mit dem Trinken auf und folgte dabei ihrem eigenen Zeitgefühl. Es ist eine bekannte Tatsache, dass im Verlauf des Fastens das Hungergefühl schnell verschwindet, sobald überhaupt keine Kohlenhydrate mehr aufgenommen werden. Es ist nicht klar, ob Durst erträglicher ist, wenn man die Flüssigkeitsaufnahme nach und nach oder wenn man sie abrupt vollständig einstellt. Das könnte von Person zu Person veschieden sein.

Die fürsorglichen Kinder und Enkel haben Frau B. das Sterbefasten erleichtert, indem sie ihre (Groß-)Mutter verwöhnten und ihren Geist während der wachen Stunden beschäftigten. Trotzdem betonte Frau B. am Ende, dass man „es" selbst tun müsse und das Sterben immer noch schwer genug sei.

1.3 Frau G., 83 Jahre: „Ich habe genug Willenskraft, um das durchzuhalten"

Dieser Bericht beruht auf einem Interview mit dem Sohn und der Schwiegertochter sowie telefonischen Auskünften des Hausarztes von Frau G. nach ihrem Tode.

>> Soziale Lage und Persönlichkeit

Frau G. (83) war seit 20 Jahren Witwe. Mit ihrem einzigen Sohn und ihrer Schwiegertochter, die sie mehrmals in der Woche besuchten, stand sie in gutem Kontakt. Sie war außergewöhnlich vital und stand bis zu ihrem 81. Lebensjahr noch jede Woche auf dem Tennisplatz, machte lange Spaziergänge mit einer Freundin und hatte einen Freundeskreis, mit dem sie Bridge spielte. Ihr Leben lang legte Frau G. großen Wert auf ein sehr gepflegtes Äußeres und auf das Einhalten der Etikette. Dabei ging sie ihren eigenen Weg. Ihr Sohn beschrieb sie als willensstark, aber auch als dickköpfig.

>> Medizinische Lage und Entscheidungsfindung

Zwei Jahre vor ihrem Tod stellte ein Neurologe fest, dass in ihrer weißen Hirnsubstanz kleinere Blutungen aufgetreten waren, die fortschreitende Parkinson-Symptome zur Folge hatten: Zunehmende Probleme beim Schlucken und Sprechen, ein starkes Zittern und eine Spastik des linken Arms. Die Behandlung mit dem Mittel Madopar linderte die Beschwerden nur vorübergehend.

Nur mit größtem Widerwillen war Frau G. ein Jahr vor ihrem Tod aus ihrer eigenen Wohnung in ein Pflegeheim gezogen, weil sie wegen ihrer Parkinson-Erkrankung keine Treppen mehr steigen konnte. Im Pflegeheim knüpfte sie anfangs neue Kontakte. Als aber die Schluckstörungen zunahmen, begann sie zu sabbern. Sie wollte deshalb nicht mehr zu den Mahlzeiten oder am Bridge-Tisch erscheinen, denn: „Das sieht doch scheußlich aus!" Es fiel ihr auch zusehends schwerer, sich verständlich zu machen, insbesondere in Gesellschaft mehrerer Leute. Das führte zu ihrer sozialen Isolierung.

Als sie ihren Wunsch äußerte, mit ärztlicher Hilfe aus dem Leben zu gehen, konnte sie bereits nicht mehr allein aufstehen und musste mit einem Lifter aus dem Bett gehoben weden. Ihr Essen wurde püriert, trotzdem bereitete ihr das Schlucken große Schwierigkeit. Sie hustete viel und konnte den Schleim aus den Atemwegen immer schlechter abhusten. Medikamente, um den

Schleim flüssiger zu machen, halfen wenig. Weil sie den Schleim nicht herunterschlucken konnte, fiel ihr das Atmen schwer, bis hin zu gelegentlichen Erstickungsanfällen. Ihr wurde klar, dass diese Abhängigkeit nur noch zunehmen würde. Die soziale Isolation durch ihr undeutliches Sprechen gab für sie den Ausschlag, nicht mehr leben zu wollen.

Im Nachhinein glauben ihr Sohn und ihre Schwiegertochter, dass diese Beeinträchtigungen und deren Bedeutung für Frau G. nur ungenügend mit dem Hausarzt besprochen worden sind. Frau G. besaß das Antragsformular für ärztliche Sterbehilfe, hatte aber mit dem Ausfüllen und Unterschreiben gewartet. Als sie wieder einmal fast an ihrem Schleim erstickt wäre, bekam sie große Angst und beschloss, nicht mehr länger zu warten.

Sowohl der Hausarzt als auch die beiden Angehörigen beurteilten Frau G. im Rückblick als urteilsfähig und in der Lage, diese Entscheidung nach Abwägung von allem Für und Wider zu treffen. Der Hausarzt schätzte sie nicht als depressiv ein. Sie unterschrieb den schriftlichen Antrag auf ärztliche Sterbehilfe wegen ihrer Probleme beim Sprechen, Schlucken und Sabbern. Die Grenze dessen, was für sie ein sinnvolles soziales Leben bedeutete, war überschritten. Beim Gespräch mit dem Hausarzt, in dem sie diesen um ein tödliches Medikament bat, war die Schwiegertochter anwesend. Nachdem Frau G. ein Jahr lang damit gewartet hatte, den Antrag zu unterschreiben, erwartete sie nun, dass der Arzt bald ihren Wunsch erfüllen werde.

Der Hausarzt weigerte sich jedoch – nicht aus prinzipiellen Gründen, sondern weil er sich durch Frau G. unter Druck gesetzt fühlte. Er war davon beeindruckt, dass Frau G. noch mit 80 Jahren regelmäßig Tennis gespielt hatte. Er glaubte, dass sie nur deshalb Mühe damit habe, die Behinderungen zu akzeptieren, weil sie immer in ausgesprochen guter physischer Verfassung gewesen war. Im Vergleich zu anderen Bewohnern des Pflegeheims hielt er das unverständliche Sprechen und das Sabbern nicht für so ungewöhnlich. Andere ältere Menschen, die ihren Speichel nicht schlucken konnten und ihn mit einem Taschentuch auffingen, kamen sehr wohl zu Tisch und spielten auch beim Bridge mit. Wenn er allein mit ihr sprach, konnte er sie verstehen. Der Hausarzt sah deshalb nicht ein, warum die Ein-

schränkungen für Frau G. nicht hinnehmbar sein sollten. Schließlich spielte bei der Ablehnung ihrer Bitte um Sterbehilfe eine wichtige Rolle, dass keine tödliche Krankheit vorlag.
Am darauf folgenden Wochenende beschloss Frau G., sich selbst um ihren Tod zu kümmern: Sie entschied sich intuitiv, mit Essen und Trinken aufzuhören – eine Methode, die sie allerdings als erniedrigend bezeichnete. Ihr Sohn und ihre Schwiegertochter konnten sie nicht mehr von ihren Plan abbringen. Sie sagte: „Ich werde aufhören zu trinken, weil der Arzt mir nicht helfen will. Ich habe genug Willenskraft, um das durchzuhalten."

>> Der Verlauf laut Aufzeichnungen des Pflegepersonals im Dienstbuch

Das Pflegepersonal notierte über die Schluckprobleme und das Abhusten des Schleims von Frau G.: „Sie isst und trinkt sehr schlecht, weil sie sich oft verschluckt und keine Luft mehr bekommt; einmal lief sie blau an."
Tag 1: „Patientin beschließt, alle Medikamente sowie das Essen und Trinken zu verweigern in der Hoffnung, schnell zu sterben; heute Nacht trank sie noch ein Glas Wasser."
Tag 2: „Aß und trank nichts, ließ kein Wasser und klagte über Schmerzen bei den Verrichtungen des Pflegepersonals. Der Hausarzt verordnete Paracetamol-Zäpfchen (500mg), bis zu sechs Mal täglich. Sie will nicht mehr aus dem Bett in den Stuhl gehoben werden."
Tag 3: „Weigert sich immer noch zu essen und zu trinken. Sie äußert die Hoffnung, dass ihr der Arzt eine tödliche Dosis Barbiturate verabreichen wird."
Tag 4: „Sie klagt immer noch über Schmerzen. Die Paracetamol-Zäpfchen werden auf 1000 mg erhöht."
Tag 5: Der Hausarzt forderte den Besuch eines SCEN-Arztes[4] an, sagte jedoch, dieser Besuch sei nicht dringend.
Tag 6: „Patientin klagt über Schmerzen. Beim Aufwachen fragte sie: ‚Bin ich denn immer noch nicht tot?'"
Tag 7: „Sie reagiert weniger und hat Blasen im Mund."
Tag 8 u. 9: Keine Berichte.
Tag 10: „Beim Besuch des SCEN-Arztes kann sich Frau G.

nicht mehr verständlich äußern. Der Hausarzt verordnet Durogesic 25." Es handelt sich um ein Morphin-Pflaster; dies ist eine hohe Dosis und entspricht 60 mg Morphin in Tablettenform.
Tag 11: „Sie ist komatös. In Anwesenheit der Familie stirbt sie am Nachmittag."

Ihre Schwiegertochter sagte über die Tage 8 und 9, für welche keine Berichte vorlagen: „Es war eine Schande, in welchem Zustand sie sich befand. Einige Schwestern weinten, als sie aus ihrem Zimmer kamen." Ihr Sohn sagte: „Ich hätte ein Kissen auf ihr Gesicht drücken sollen, ihren Mund voller Blasen und Schorf konnte man nicht ansehen."

Am fünften Tag hatte sich der Hausarzt telefonisch mit einem Kollegen unterhalten. Sie sprachen darüber, dass Frau G. nicht nur den Hausarzt unter Druck setzte, sondern auch sich selber, indem sie ihr Fasten zu einer Frage des Prestiges gemacht hatte. In diesem Gespräch wurde festgestellt, dass die Patientin kompetent zu sein schien und dass ihre Forderung aus freien Stücken und nach gründlicher Überlegung erfolgt war. Die Beurteilung durch einen unabhängigen Berater war mit Sicherheit nötig, kam aber zu spät.

Laut Hausarzt lag am 5. Tag kein unerträgliches Leiden vor. Er fühlte sich, wie wenn ihn die Patientin erpressen würde („Wenn Sie mir nicht helfen, dann hungere ich mich zu Tode").

>> Abschließende Bemerkungen

Arzt wie Patientin haben es versäumt, zu einem früheren, vernünftigen Zeitpunkt miteinander über ärztliche Sterbehilfe zu sprechen. Frau G. war es in ihrem unabhängigen Leben gewöhnt, Worte schnell in Taten umzusetzen. Ihr war überhaupt nicht klar, was es für ihren Arzt bedeuten würde, dem Leben eines Patienten ein Ende zu setzen. Nachdem sie ihre Entscheidung getroffen hatte, war mit ihr keine weitere Diskussion über Alternativen oder über einen Aufschub mehr möglich. Ihr Sohn hatte durchaus Verständnis für ihre Einstellung, dass es nun endgültig genug sei. Und da er sie als unbeugsam kannte, machte er keinen Vermittlungsversuch.

Es ist keineswegs ungewöhnlich, dass sich die Standpunkte von Arzt und Patient widersprechen. In diesem Fall ging die Parkinson-Erkrankung mit Behinderungen einher, die für viele andere Patienten erträglich gewesen wären; das war jedenfalls die Erfahrung des Hausarztes. Aber Frau G. und ihre Angehörigen maßen diese Behinderungen an ihrem persönlichen Lebensstil. Es handelte sich um einen irreversiblen Verlust der Gehfähigkeit und damit auch der selbständigen Benutzung der Toilette, aber vor allem um eine Behinderung des Sprechens und Schluckens mit der Folge, dass sich Frau G. in Gesellschaft nicht mehr verständlich äußern konnte und sabberte. Das war ihr Grund, sich aus sozialen Beziehungen ganz zurückzuziehen. Für jemanden, der so sportlich und kontaktfreudig wie sie war, bedeuteten die geschilderten Behinderungen einen *zunehmenden und irreversiblen Verlust von Würde*, und dies wurde vom holländischen Obersten Gerichtshof mit „unerträglichem Leiden"[5] gleichgesetzt. Darüber wurde jedoch nicht in einer Phase gesprochen, in der Frau G. ihren Arzt davon hätte überzeugen können, wie schwer das für sie wog, oder umgekehrt der Arzt noch Alternativen hätte vorschlagen können. Wäre das Gespräch zwischen Patientin und Arzt nicht derartig eskaliert, hätte eine umgehende Beratung durch einen SCEN-Arzt möglicherweise noch das Schlimmste verhindern können.

Wie zu erwarten, war der Besuch des SCEN-Arztes an Tag 11 sinnlos, da die Patientin zu einem Gespräch nicht mehr in der Lage war. Der Hausarzt machte nicht an jedem Tag einen Besuch bei dieser Patientin, die doch einen emotional und physisch qualvollen Tod starb. Sowohl die Familie als auch das Pflegepersonal des Heimes fanden, dass ihnen nicht die nötige Unterstützung gewährt worden war.

Mundpflege: Ab Tag 7 hatte Frau G. schmerzhafte Blasen im Mund. Das weist darauf hin, dass die Mundpflege nicht ausreichend war. Dem Pflegeteam bereitete es anscheinend emotionale Schwierigkeiten, für jemanden zu sorgen, der sterben wollte, ohne an einer tödlichen Krankheit zu leiden.

Palliative Medikation: Es wurde Paracetamol verschrieben, die erste „Stufe" der „Schmerzmitteltreppe". In einigen Fällen genügt das. Es wurden keine Schlafmittel verabreicht, die die Wachstunden von Frau G. hätten verkürzen können. Warum das nicht passiert ist, geht aus den Aufzeichnungen des Pflegepersonals nicht hervor. Der Arzt sagte später, dass Frau G. nicht über Schlafprobleme geklagt habe, aber ihr Sohn meinte, dass sie nur zu stolz gewesen sei, ihren Arzt um irgend ein Medikament zu bitten. Aus den fehlenden Berichten von Tag 8 und 9 könnte man vielleicht schließen, dass sich nach Meinung des Pflegepersonals die Situation von Frau G. in unbeschreiblicher Weise verschlimmert hatte. Die Bemerkung der Schwiegertochter, dass einige Schwestern mit Tränen in den Augen aus dem Zimmer von Frau G. kamen, deutet darauf hin.

Manche Ärzte setzen das absichtliche Beenden von Essen und Trinken mit einer Selbsttötung gleich. Das kann eine moralische Verurteilung auslösen und, als Folge davon, die Verweigerung von palliativer Pflege. Im vorliegenden Falle führte die moralische Verurteilung außerdem zu einem „Code des Schweigens" in der Kommunikation zwischen Arzt und Pflegepersonal.

Es kommt vor, dass der Arzt es persönlich für eine falsche Entscheidung hält, dass eine voll verantwortliche Person ihr Leben beenden will, indem sie aufhört, zu essen und zu trinken. Trotzdem muss der Arzt in professioneller Berufsausübung (aufgrund der Gesetzeslage in den Niederlanden) weiterhin seiner Aufgabe nachkommen, für den Patienten das Leiden zu lindern.[6]

1.4 Herr R., 84 Jahre: „Seit dem Tode meiner Frau will ich nicht mehr leben"

Die nachfolgende Darstellung beruht auf dem schriftlichen Bericht des Arztes, der Herrn R. betreut hatte.

Herr R., ein Bankmanager im Ruhestand, starb in einem Heim für alte Patienten mit somatischen Krankheiten, wohin er zwecks Rehabilitation nach seiner kürzlich erfolgten Unterschenkel-Amputation gekommen war. Seine Bitte um Ärztliche Beihilfe zum Tode durch Einnahme von Tabletten wurde von seinem Arzt abgelehnt. Er starb zehn Tage nachdem er – mit dem erklärten Ziel zu sterben – aufgehört hatte, zu essen und zu trinken.

>> Soziale Situation und Persönlichkeit

Herrn R.s Frau war fünf Jahre zuvor gestorben. Sie hatte Alzheimer-Demenz gehabt. Er hatte sie zuhause versorgt, bis sie einen Schlaganfall bekam und in ein Pflegeheim eingewiesen werden musste. Nach ihrem Tode wollte er eigentlich nicht mehr weiterleben, aber er machte, so gut er konnte, weiter. Die Unterschenkel-Amputation, der er sich unterziehen musste, brachte für ihn gewissermaßen das Fass zum Überlaufen. Er hatte eine Tochter und eine Enkelin; zu beiden bestand ein gutes Verhältnis.

>> Medizinische Lage und Diagnosen

> Kürzlich Amputation unter dem linken Knie wegen arterieller Ischämie,
> Diabetes,
> Sehbehinderung aufgrund einer durch Diabetes entstandenen Netzhauterkrankung,
> Herzschrittmacher wegen Herzrhythmusstörungen,
> Hörgerät wegen moderater Schwerhörigkeit.

Der Zweck seiner Einweisung ins Heim war die Rehabilitation, in deren Verlauf er eine Unterschenkelprothese erhalten und lernen sollte, sich wieder fortzubewegen. Herr R. blieb aber dabei: „Seit dem Tode meiner Frau will ich nicht mehr leben. Und ich will diese Reha-Maßnahme nicht. Mein einziges Hobby ist Gartenarbeit – und die ist seit der Amputation nicht mehr möglich. Bitte verabreichen Sie mir die Medikamente um zu sterben." Seine Tochter bestätigte, dass er seit dem Tode seiner Frau oft den Wunsch geäußert hatte zu sterben.
   Der Arzt konsultierte einen SCEN-Arzt, welcher zum Schluss kam, dass die Bedingungen, unter denen Euthanasie zulässig wäre, nicht erfüllt waren. Der Antrag des Patienten erfolgte zwar freiwillig und wohlüberlegt, jedoch war sein Leiden behandelbar, da gute Aussichten auf Wiederherstellung durch Rehabilitation bestanden. Der Arzt erklärte dem Patienten,

dass es vernünftige Alternativen zur Selbsttötung mit ärztlicher Beihilfe gäbe und dass deshalb sein Antrag abgelehnt worden sei.

Herr R. beharrte auf seinem Wunsch zu sterben. Bei einem Treffen mit dem Patienten und seiner Tochter erklärte der Arzt, dass es einen letzten Ausweg gäbe, wenn er wirklich sterben wolle: „Sie können einen früheren Eintritt des Todes erreichen, indem sie aufhören, zu essen und zu trinken." Bei diesem Gespräch ergänzte er später: „Die Krankenschwestern und ich werden alles tun, um dieses Sterbefasten erträglich zu machen; wenn sie sich für diesen Weg entscheiden, dann wird es sie aber sehr viel Kraft kosten, bei ihrem Entschluss zu bleiben. Nehmen sie sich etwas Zeit, um darüber nachzudenken."

Herr R. fing dann doch mit seinem Rehabilitationsprogramm an. Aber drei Wochen später war er fest entschlossen: „Ich mache nicht mehr weiter. Ich höre jetzt komplett mit Essen und Trinken auf." Es gab ein weiteres Familientreffen, bei dem er seinen Entschluss bestätigte. Der Arzt versprach eine angemessene Palliativversorgung. Was er darunter verstand, wird aus den nachfolgenden täglichen Berichten ersichtlich.

>> Der Verlauf

Tag 1: Morgens setzt der Arzt alle Medikamente ab, einschließlich des Anti-Diabetikums. Der Patient erhält einen Wasserzerstäuber, mit dem er seinen Mund befeuchten kann, so oft er will. Nachts darf er eine Temazepam-Tablette (20mg) nehmen und die Nachtschwester bei Bedarf um eine weitere Tablette bitten.

Tag 2: Das gesamte Pflegepersonal ist inzwischen über diese ungewöhnliche Vorgehensweise informiert worden. Alle werden angewiesen, der Mundpflege besondere Aufmerksamkeit zu schenken (Eiswürfel, künstlicher Speichel, Details s. Kapitel 2.5). Der Patient ist auf eine Anti-Dekubitus-Matratze gebettet worden.

Tag 3: Er hat mit Temazepam gut geschlafen. Während des Tages ist er munter, klagt über etwas Durst, der aber dank äußerst sorgfältiger Mundpflege erträglich ist.

Tag 4: Er wird öfter durstig, wird schläfrig – wacht aber leicht auf, wenn man ihn anspricht.

Tag 5: Er döst viel und ruhig; langweilt sich, wenn er wach ist, und findet, dass das Sterben lange dauert. Er lehnt Musik, Fernsehen oder Radio ab. Schläft gut mit Temazepam.

Tag 6 : Er klagt über mehr Durst. Der Arzt ist der Auffassung, dass der Patient 5 Tage und Nächte lang eindeutig seinen starken und unerschütterlichen Willen, zu sterben, bewiesen hat. Nach seiner Einschätzung ist nun eine moderate palliative Maßnahme angemessen und er beginnt damit, viermal täglich 10 mg Midazolam subkutan zu verabreichen.

Tag 7: Der Durst ist erträglich geworden. Er schläft tagsüber mehr; in wachem Zustand ist er in guter Stimmung; keine Verwirrtheit. Unveränderte Dosis Midazolam.

Tag 8: Man kann ihn noch immer aufwecken. Angesichts der schnellen Gewöhnung an Midazolam wurde die Dosis auf viermal täglich 15 mg subkutan erhöht.

Tag 9: Der Arzt kommt zu dem Schluss, dass aufgrund der absichtlichen Dehydratation nach 8 Tagen und Nächten der Sterbeprozess irreversibel geworden ist. Daher gibt er zusätzlich zu Midazolam 6 mal täglich 10 mg Morphium. Der Schlaf des Patienten wird tiefer; er antwortet nicht, wenn man ihn anspricht.

Tag 10 : Keine Veränderungen. Der Patient stirbt am Ende des 10. Tages um 23.30 Uhr.

Die Angehörigen, der Arzt und das Pflegepersonal fanden alle, dass der Verlauf „gut" gewesen war.

1.5 Herr E., 86 Jahre: „Wenn der Arzt mich begleitet, gehe ich lieber den legalen Weg"

Dieser Bericht beruht auf Gesprächen, die ich mit Herrn E. und mit dessen Hausarzt geführt habe.

>> Soziale Situation und medizinische Lage

Herr E. war 86 Jahre alt, gesund und rüstig. Er war mit Leib und Seele Jurist gewesen und hatte es zu einer hochrangigen Position gebracht. Seine Frau war vor gut einem Jahr unerwartet gestorben und dies hatte ihn aus der Bahn geworfen. Er verkaufte daraufhin sein Haus und zog in ein Seniorenappartement ein. Er sprach mit seinem Hausarzt darüber, dass für ihn das Leben jeden Sinn verloren habe. Der Arzt verwies ihn an einen Psychiater und später an einen Psychotherapeuten. Der erste verschrieb ihm sogleich ein Antidepressivum, doch dieses hatte unangenehme Nebenwirkungen; der zweite ging mit mehr Verständnis auf die Situation von Herrn E. ein. Er verordnete ihm ein anderes Antidepressivum, welches aber ebenfalls keine Verbesserung bewirkte.

>> Entscheidungsfindung

Eines Tages rief mich Herr E. an und fragte mich, wie er in eigener Regie sein Leben human beenden könnte:

„Das Leben ist für mich eine Wüste, seit meine Frau vor etwas mehr als einem Jahr an Krebs gestorben ist. Wir waren fast sechzig Jahre zusammen. Wir hatten keine Kinder, aber es gab so viel Gutes in unserem Leben: für mich die Arbeit, für sie die Kunstgeschichte; dazu unsere gemeinsamen Reisen; und vor allem das unendliche gegenseitige Vertrauen. Wir waren wie zwei alte ineinander gewachsene Bäume. Jetzt gähnt an jedem Tag die Leere, während Freunde und Bekannte versuchen, mich abzulenken und meinem Leben einen Sinn zu geben. Ich könnte mich zwar vermutlich innerhalb von drei Monaten mit einer der Frauen, die sich für mich interessieren, verheiraten, doch ziehe ich diese Möglichkeit nicht ernsthaft in Betracht.

Ich kenne ja die Rechtsprechung zur Sterbehilfe recht genau (hier ist natürlich die niederländische Gesetzeslage gemeint – s. o.). Ein Antrag von mir auf freiwillige Lebensbeendigung würde abgelehnt werden, weil ich keine medizinisch definierte Krankheit habe. Mein

Hausarzt dürfte auf meinen Sterbewunsch daher nicht eingehen. In der Zeitung habe ich gelesen, dass Sie in Ihrer Doktorarbeit andere Wege vorschlagen, wenn ein freiwilliges Lebensende mit Hilfe eines Arztes ausgeschlossen ist. Mein Hausarzt hat von dieser Arbeit noch nicht gehört, und bei meinem Psychiater kann ich diese Frage sicher nicht anschneiden. Ist es möglich, mit Ihnen über diese Angelegenheit zu reden?"

Wir verabredeten ein Treffen. Ich stellte allerdings die Bedingung, dass er seinen Ärzten mitteilte, dass ich mit ihm über diese Angelegenheit sprechen werde, jedoch nicht als Therapeut, sondern als Gesprächspartner mit Spezialkenntnissen auf einem nicht alltäglichen Gebiet. Ich gab ihm verlässliche Literatur über humane Methoden, um das Leben in Würde und in Anwesenheit von einer Vertrauensperson zu beenden. Die eine Möglichkeit beruht auf der Einnahme einer tödlichen Kombination von Medikamenten, die man als Tourist in manchen europäischen Ländern ohne Rezept bei Apotheken bekommen kann. Die andere Methode besteht in dem konsequenten Verzicht auf Essen und Trinken. Diese zweite Möglichkeit hielt er zunächst für keine gute Idee. Mit immer größerer Verwunderung las er über tödliche Medikamente, die wahrscheinlich genau so wirksam sind wie die von manchen Ärzten gegebenen Barbiturate. Er konnte sich dies aber als Möglichkeit für sich selbst schwer vorstellen. Wir hatten regelmäßig telefonischen Kontakt; sein Todeswunsch schien mir nicht sehr nachhaltig.

Nach einigen Monaten war für Herrn E. klar, dass ihm auch ein drittes Antidepressivum nicht half und dass das Verständnis des Psychotherapeuten sein Leben nicht aufhellen konnte, ebensowenig wie die tägliche Betreuung durch seine Freunde. Er fasste den Plan, in einer ausländischen Apotheke die Medikamente für eine Selbsttötung zu kaufen, konnte dies jedoch letztlich nicht mit seinem Gewissen als Jurist vereinen:

„Ich kann diese Art Unwahrheit nicht über meine Lippen bringen. Die Idee, dass ich in verschiedenen Apotheken im Ausland unter irgendeinem Vorwand diese Medikamente kaufen müsste, ist mir zuwider. Ich habe jetzt erneut alle Einzelheiten über den Verzicht auf Essen und Trinken gelesen. Ich habe mir vorzustellen versucht, ob ich das wohl aushalten könnte. Wenn der Hausarzt mich begleiten will, gehe ich lieber den legalen Weg."

Der Hausarzt informierte sich auf Bitte von Herrn E. nun ebenfalls bei mir über den Verzicht auf Essen und Trinken. Anschließend teilte er ihm mit, er wisse nun, wie er – falls Herr E. diesen Weg gehen wolle – hierbei eine sinnvolle, legale Rolle übernehmen könne. Herr E. teilte dem Arzt mit, dass er nach zwei Wochen mit dem „Fasten" anfangen wolle, und sie besprachen, wo die pflegerische tägliche Betreuung stattfinden könnte. In einem Pflegeheim? Als der Hausarzt den Arzt des Pflegeheims anrief, wollte dieser nichts davon hören, einem rüstigen alten Herrn, der sterben möchte, ein teures Bett zur Verfügung zu stellen. Danach versuchte der Hausarzt, im lokalen Hospiz (wo Menschen in ihrer letzten Lebensphase aufgenommen werden können), ein Bett zu finden. Die Direktion des Hospizes lehnte ab: Es handele sich nicht um eine tödliche Krankheit; und wenn dieser Herr wirklich mit Essen und Trinken aufhören wolle, dann könne er doch in seinem Seniorenappartement eine entsprechende Versorgung regeln. Es gelang dem Hausarzt jedoch nicht, die Heimverwaltung zu der erforderlichen Kooperation zu bewegen; eine pflegerische Unterstützung wurde unter diversen Vorwänden abgelehnt.

>> Der Verlauf

Herrn E. wurde klar, dass er kein Bett samt Pflege finden würde, wo er, ohne schwer an Durst zu leiden, sterben könnte. Daher übernahm er selbst die Regie, legte sich ins Bett und weigerte sich, die Mahlzeiten, die ihm gebracht wurden, zu sich zu nehmen. Die Folge war allgemeine Konsternation. Herr E. hatte mit keinem über seinen Todeswunsch geredet und sich so gut verstellt, dass bei niemandem die Vermutung aufkam, dass er sein Leben jetzt schon beenden wollte. Der Hausarzt und die Direktion des Hauses besprachen die Angelegenheit nochmals. Auf Drängen des Hausarztes beschloss Herr E., wieder aufzustehen und wieder zu essen und zu trinken, um jedem die Zeit zu geben, die notwendige Versorgung nun wirklich zu organisieren. Eine Woche später hatte die Pflegedienst-Leitung des Seniorenheims die Versorgung organisiert.

Tag 1: Herr E. isst nichts, aber er trinkt über den Tag verteilt drei bis vier Gläser Wasser.

Tag 2: Heute noch anderthalb Glas Wasser getrunken. Das Pflegepersonal ist von der Leitung und dem Arzt über die Situation informiert.

Tag 3: Herr E. befeuchtet seinen Mund mit einem Wasserzerstäuber (einem kleinen Sprühgerät für Pflanzen), wobei er mit dreimal Sprühen ungefähr 2 ml Wasser zu sich nimmt. Ansonsten trinkt er nichts. Eine Krankenpflegerin zeigt ihm, wie er Oralbalance (künstlicher Speichel in Gelform) benutzen kann, um ein Austrocknen des Mundes zu verhindern.

Tag 4: Der Durst ist erträglich. Herr E. steht noch ab und zu auf und er freut sich über vertrauten Besuch.

Tag 5: Liegt jetzt den ganzen Tag im Bett, geht aber noch zur Toilette. Das Sprechen wird mühsamer, aber das Bewusstsein ist weiterhin klar.

Tag 6: Er nimmt sehr gerührt Abschied von einigen seiner Freunde.

Tag 7: In der vergangenen Nacht ist Herr E. auf dem Weg zur Toilette auf den Rücken gefallen und hat nun starke Schmerzen. Der Hausarzt verabreicht ihm ein Analgetikum als Zäpfchen. (Das Pflegepersonal hatte dies auf Veranlassung der Direktion verweigert.) Der Schmerz lässt jedoch nicht nach. Herr E. ist nun schwerer zu verstehen, doch sein Blick wirkt noch klar. Er möchte allerdings nichts mehr trinken und benutzt den Zerstäuber nur selten. Er sagt, er fühle nun, dass seine Kräfte rasch schwinden.

Tag 8: Beim Besuch des Hausarztes fragt Herr E., ob er jetzt in Dauerschlaf versetzt werden könne. „Ich habe doch wohl bewiesen, dass es mir Ernst damit ist, nichts mehr zu trinken. Ich habe immer noch Rückenschmerzen." Der Hausarzt wollte erst noch mit sich zu Rate gehen, ehe er Midazolam oder Morphin verabreichen würde. Er hinterließ aber Temazepam und Oxazepam, was Herr E. selbst einnehmen konnte.

Tag 9: Herr E. spricht nicht mehr, aber erkennt noch die ihm vertrauten Besucher. Der Hausarzt verabreicht Herrn E. nun ein Opiat, indem er auf dessen Bauch ein Fentanylpflaster 12,5 anbringt.
Tag 10: Herr E. schläft tief und kann nicht geweckt werden. Seine Freunde betreuen ihn abwechselnd.
Tag 11: Herr E. stirbt früh am Morgen.

>> Abschließende Bemerkung

Es ist anzunehmen, dass Herr E. auch im Nachhinein die gleiche Entscheidung treffen würde, wie schwer der Weg auch war. Wenn jemand einige Tage bewusst nichts getrunken hat, wäre eine kleine Pumpe mit Midazolam (4 bis 6 mal 10 mg pro Tag) vielleicht ein passendes palliatives Mittel gewesen. Dieses Medikament verkürzt das Leben nicht.

1.6 Positionen zum bewussten, vorzeitigen Sterben

Diese vier Fallbeispiele sollen nicht nur konkret vor Augen führen, wie FVNF in der Realität verlaufen kann. Sie eignen sich außerdem auch dafür, die eigene Position zum bewussten vorzeitigen Sterben, sei es durch Sterbefasten oder auf eine andere humane Weise, zu reflektieren. Bei der gesellschaftlichen Debatte über die Zulässigkeit von Beihilfe zur Selbsttötung gibt es etwa vier Positionen: Zulässig ist sie

1. gar nicht;
2. nur bei Patienten, deren Tod durch Krankheit absehbar ist;
3. auch bei andauernden Leidenssituationen, die für die meisten Menschen nachvollziehbar sind;
4. immer.

Dieses Buch ist in erster Linie geschrieben für diejenigen, die zur dritten Antwort neigen. Allerdings ist hier noch eine stillschweigende Voraussetzung zu bedenken: Wir gehen bei den

Antworten 2, 3 und 4 stets davon aus, dass der Sterbewillige noch in einem geistigen und psychischen Zustand ist, der eine freiverantwortliche Entscheidung zulässt. Anders ausgedrückt: Der des Lebens müde Mensch versteht wirklich, welche alternativen Möglichkeiten zum Sterben sich für ihn anbieten, und seine Entscheidung passt zu seiner Weltanschauung. Wenn ernste Zweifel hieran bestehen, wird man den Sterbewunsch nicht unterstützen, sondern die Notwendigkeit einer therapeuthischen Intervention anerkennen und einen Therapieversuch veranlassen.

Ein wichtiger weiterer Aspekt bei einem Sterbewunsch ist, ob er nur vorübergehend besteht und seine Realisierung ein eventuelles späteres Umschwenken (also wieder weiterleben zu wollen) unmöglich macht. Bei FVNF ist immerhin die Möglichkeit gegeben, sich umzuentscheiden, zumindest in den ersten Tagen, solange also das Bewusstsein noch klar ist (Warnock/MacDonald 2008).

Jede Leserin und jeder Leser sollte sich angesichts der vier Fallbeispiele folgende zwei Fragen stellen:

> Hätte ich mich in der geschilderten Situation ebenfalls zum vorzeitigen Sterben entschlossen oder nicht?

> Hätte ich als Angehörige(r) oder Freund(in) der betreffenden Person ihren Sterbewunsch als höchst problematisch oder als nicht vernunftgemäß bewertet, so dass ich mich verpflichtet gefühlt hätte, sie von ihrem Sterbewunsch abzubringen (womöglich durch Einschalten eines Psychiaters)?

Diese Fragen muss jede Leserin und jeder Leser für sich selber beantworten. Wir, die Autoren, konnten in allen vier Fällen den Sterbewunsch nachvollziehen und hätten keinen Grund gesehen, die Betreffenden unbedingt davon abzubringen. Wir befassen uns hier nicht weiter mit dem Aspekt der „Zulässigkeit" von Selbsttötungen, sondern versuchen, für besondere Situationen, in denen sich Menschen verständlicherweise zum Sterben entschließen, eine bisher wenig beachtete Möglichkeit vorzustellen. Uns genügt die Gewissheit, dass es Menschen gibt, die freiverantwortlich und von erheblichem Leid gezeichnet den festen Entschluss, baldmöglichst zu sterben, getroffen haben und nach einem humanen Weg aus dem Leben suchen (Quill/Battin 2004). Es geht somit nur darum, wie dieser Weg aussieht und was alles dabei zu beachten ist.

Wir wissen, dass dies teilweise auf Abwehr und Unverständnis stoßen wird, wollen hier aber nur auf eine der immer wieder zu hörenden Sorgen eingehen, dass nämlich das Wissen um eine „einfache, jedermann mögliche Methode" der Selbsttötung künftig für viele Menschen geradezu eine Einladung sei, „sich umzubringen". Deshalb liegt uns daran, FVNF mit allen möglichen Risiken zu beschreiben und zu betonen, welche persönliche Entschlusskraft dieser Schritt erfordert. Manche Leserinnen und Leser werden es im Übrigen eher abschreckend finden, dass das Versterben durch FVNF viele Tage dauern kann. Die Kenntnis von FVNF kann sicherlich qualvolle Schicksale, z. B. verstümmelnde und einsame Versuche, sich zu töten, verhindern helfen.

Es sollte auch nicht als schlimm bewertet werden, wenn künftig tatsächlich mehr Menschen durch FVNF aus dem Leben gehen. Zum einen werden es mit Sicherheit solche sein, denen ein humanes Sterben bislang verwehrt war, obwohl man es ihnen hätte zugestehen dürfen, zum anderen werden vielleicht einige Menschen, die sich sonst z. B. erhängen würden, einen humanen Weg aus dem Leben finden. Es gibt aber noch eine ganz andere positive Seite beim Bekanntwerden von FVNF: Die Erfahrung zeigt, daß manche Menschen dann, wenn sie sich die Option auf einen humanen, vorzeitigen Weg aus dem Leben gesichert haben (z. B. indem sie sich Medikamente für eine Selbsttötung besorgt haben[7]), eine neue innere Ruhe erlangen, mit der sie dann noch geraume Zeit weiterleben – möglicherweise, bis sie der Tod unversehens ereilt.

Ein sehr wichtiger, anderer Aspekt des Sterbefastens ist, dass diejenigen, welche den Sterbenden beraten und begleiten, sich in hohem Maße sicher sein dürfen, dass es sich hierbei um eine freiverantwortliche Entscheidung handelt und keine Kurzschlusshandlung vorliegt. Es bedarf nämlich einer gewissen konstanten Willensfestigkeit, um FVNF zu vollziehen, und somit wird im eigentlichen Sterbevorgang die Ernsthaftigkeit des

Sterbewunsches auf den Prüfstand gestellt. Dem betreuenden Arzt wird dies klar sein. Er muss sich jedoch fragen, wie viel Beschwerlichkeit dieses Sterbens er im Einzelfall dem Sterbewilligen im Sinne einer Prüfung zumuten will (vgl. z. B. den Fall von Herrn E.).

2 Informationen zum freiwilligen Verzicht auf Nahrung und Flüssigkeit: Was man darüber wissen sollte

Boudewijn Chabot

Im Folgenden werden unsere gegenwärtigen Kenntnisse über Vorkommen, Verlauf, Dauer u. a. von FVNF dargestellt. Ehe man sich diesen z. T. komplexen und recht detaillierten Informationen zuwendet, sollte man sich klar machen, dass FVNF nur eine von mindestens vier Möglichkeiten darstellt, am Lebensende den Tod vorzeitig und auf humane Weise herbeizuführen. Tötung auf Verlangen wird hier nicht berücksichtigt, weil sie in allen deutschsprachigen Ländern verboten ist.

2.1 Vier Möglichkeiten eines humanen Ausweges aus einer unerträglichen Leidenssituation am Ende des Lebens

Mehrere Autoren (Quill/Battin 2004, Brock 2004, Warnock/ MacDonald 2008) haben vier Möglichkeiten unterschieden, eine unerträgliche Leidenssituation am Ende des Lebens human zu beenden:

1. Vorzeitiges Sterben durch Beendigung der Nahrungs- und Flüssigkeitsaufnahme
Definition: Eine Person, die an sich physisch in der Lage ist, Nahrung aufzunehmen, beschließt ausdrücklich, nach Absprache mit Angehörigen, jegliche orale Aufnahme von Nahrung und Flüssigkeit zu beenden, und stirbt – wenn diese Entscheidung aufrecht erhalten wird – an Dehydrierung (oder „Dehydratation"; also Flüssigkeitsmangel, Ganzini et al. 2003) oder an einer eintretenden Komplikation (z. B. einer Lungenentzündung).

Jemand, der bewusst den Tod durch Verzicht auf Essen und Trinken herbeiführen will, wählt einen schwierigen, jedoch gangbaren Weg. Es kommt hierbei ganz entscheidend darauf an, dass der Patient und diejenigen, die für ihn sorgen, wissen, wodurch man diesen Weg erleichtern kann. Warnock und Macdonald (2008, 107) bemerken in ihrem Buch „Easeful Death":

„Da der Verzicht auf Nahrung und Flüssigkeit einen festen Vorsatz und Entschlossenheit erfordert, gibt es keinen Zweifel daran, dass der Patient diesen Beschluss freiwillig gefasst hat. Sowohl in ethischer wie in juristischer Hinsicht ist das Recht des Individuums, eine Behandlung – einschließlich der Zufuhr von Nahrung und Wasser – abzulehnen, allgemein anerkannt."

Die von M. de Ridder (2010; S. 256–258) zu FVNF getroffenen Feststellungen und die in unserem Buch enthaltenen Vorschläge stimmen weitgehend überein.

2. Beenden lebenserhaltender Maßnahmen

Wenn der Patient durch irgendwelche Maßnahmen künstlich am Leben gehalten wird, kann er in Absprache mit dem Arzt erwägen, diese abzubrechen (Bernat et al. 1993, Bosshard et al. 2005, Bosshard 2008). In zunehmendem Maße wird zugegeben, dass manche Patienten gegen Ende einer tödlichen Krankheit in einem nicht hinnehmbaren Ausmaß leiden müssen, selbst wenn sie die bestmögliche Palliativpflege erhalten, und dass einige dieser Patienten durchaus in der Lage sind, sich rational für einen vorzeitigen Tod zu entscheiden, sofern sie nicht unter einer klinischen Depression leiden oder sich in einem Zustand geistiger Verwirrung befinden. Es steht ihnen frei, die Beendigung lebenserhaltender Maßnahmen zu verlangen oder die Fortsetzung einer Behandlung (z. B. Chemotherapie) abzulehnen, selbst wenn diesem Beschluss der Wunsch zugrunde liegt, lieber früher als später zu sterben.

3. Intensive Schmerzbekämpfung und palliative Sedierung

Es ist rechtlich zulässig, bei der Schmerzbekämpfung notfalls auch so weit zu gehen, dass der Tod beschleunigt wird, wie z. B. aus den Informationen des Bundesjustizministeriums zur Patientenverfügung ersichtlich ist.[1] Die Sedierung als lindernde Maßnahme (durch Gabe von Schlafmittel wie z. B. Midazolam) bis zur Bewusstlosigkeit wie auch das Einstellen von Ernährung und Flüssigkeitszufuhr *könnten* allerdings von einem Arzt, ohne dass dies ersichtlich ist, mit dem *Vorsatz* eingesetzt werden, den Tod zu beschleunigen. Insofern ähneln diese Maßnahmen der ärztlichen Tötung auf Verlangen, die ja in Deutschland, Österreich und der Schweiz nicht erlaubt ist. Dieser Aspekt (im angelsächsischen Schrifttum: „doctrine of double effect"), zu dem es ausführliche Betrachtungen gibt[2], macht die Sedierung am Lebensende[3] und das Einstellen der Flüssigkeitszufuhr für einige Kliniker und manche Patienten zu einem Problem, selbst in Fällen, wo das Gesetz dies zulassen würde (Hardy 2000).

In den Niederlanden sind sich die Experten für Palliativmedizin darüber einig, dass eine wirkliche medizinische Indikation für palliative Sedierung dann gegeben ist, wenn in den letzten 14 Tagen vor dem erwarteten Tod Situationen auftreten, derer man auf keine andere Weise Herr werden kann; z. b. fortwährendes Erbrechen, Atemnot, unbeherrschbare Schmerzen oder unkontrollierbare Unruhe und Angst bei einer Bewusstseinsstörung. Auch in anderen europäischen Ländern (Heide et al. 2003) dürfte heutzutage die Mehrheit der Mediziner der Auffassung sein, dass solche Maßnahmen ethisch unbedenklich sind, wenn man die Lebenserwartung des Patienten auf weniger als zwei Wochen einschätzt.

In der Form der *palliativen Sedierung* wird dadurch Erleichterung verschafft, dass das Bewusstsein völlig ausgeschaltet und der Patient in einen tiefen Schlaf versetzt wird, bis der Tod eintritt. Dies ist bei Patienten zulässig, deren Tod unmittelbar bevorsteht und deren körperliche Symptome und psychische Leidenssituation so stark geworden sind, dass diese sich auch mit den sonstigen Mittel der Palliativmedizin nicht mehr anders lindern lassen. Zusätzlich wird in der Regel die Zufuhr von Flüssigkeit und Nahrung eingestellt, jedenfalls dann, wenn sich der Patient bereits in der Sterbephase befindet (Müller-Busch et al. 2006, Neitzke et al. 2010).

Eine Alternative dazu ist die *reversible Sedierung*, bei der das Bewusstsein z. B. durch Benzodiazepine nur stark gedämpft wird. Dies kann für Angehörige und Arzt entlastend sein, da der Patient durch mäßig starke Reize jederzeit wieder geweckt und zu seinem Befinden befragt werden kann. Auch bei dieser Vorgehensweise werden Flüssigkeits- und Nahrungszufuhr eingestellt.

4. Selbsttötung mit ärztlicher Beihilfe

Ein Patient hat sich entschieden, sein Leben selbst zu beenden. Hierfür kann ihm ein Arzt in Deutschland ein Rezept für eine tödliche Medikamentenkombination verschreiben. Diese vierte Möglichkeit eines letzten Auswegs ist in Deutschland (siehe Kap. 5, wo auch auf das ärztliche Standesrecht eingegangen wird) und in der Schweiz strafrechtlich *nicht* verboten im Gegensatz zu Österreich und diversen anderen Staaten Europas. Sie ist in Europa legalisiert worden in Holland, Belgien und Luxemburg (Griffiths et al. 2008) wie auch in den USA in Oregon und Washington (Coombs Lee, 2004). In Ländern, wo dies legal ist, wird von den Ärzten eine tödliche Dosis von Pentobarbital oder Secobarbital verschrieben. In Oregon ist ärztliche Beihilfe zum Sterben auf Patienten beschränkt, die sich in einer „terminalen Krankheitsphase" befinden (in Oregon bedeutet dies weniger als sechs Monate Lebenserwartung) und bei denen Palliativ- oder Hospizpflege nicht mehr hilft oder nicht mehr zumutbar ist. Eine 2010 durchgeführte Befragung deutscher Ärzte zum Umgang mit Sterbewünschen bei schwer Kranken ergab u. a., dass ein Drittel der Ärzte bereit sind, in diesem Fall dem Patienten bei der Selbsttötung zu helfen[4].

Der Ausdruck „ärztliche Beihilfe zum Sterben"[5] (auf Englisch: „physician assisted dying") wurde von dem amerikanischen Onkologen Timothy Quill und der Ethikerin Margaret Battin eingeführt in einem Buch über Optionen, unter denen schwer kranke Patienten mit begrenzter Lebenserwartung wählen können. Sie ziehen die Bezeichnung „ärztliche Beihilfe zum Sterben" dem Ausdruck „ärztliche Beihilfe zum Suizid" vor, weil sie „eine genauere Beschreibung ist und weniger irreführende Konnotationen enthält" als das Wort Suizid.

> „Auch wenn man einen Suizid als heroisch oder rational ansehen kann – je nach Situation und philosophischer Ausrichtung, – so wird er doch häufig mit Geisteskrankheit in Verbindung gebracht, und der Ausdruck suggeriert die tragische Selbstzerstörung einer Person, die nicht klar denkt oder vernünftig handelt. Man muss zwar stets auch Depressionen und andere Arten psychischer Krankheiten in Betracht ziehen, wenn ein Patient ärztliche Sterbehilfe verlangt; doch sind Patienten, die diese Möglichkeit wählen, nicht zwangsläu-

fig depressiv, sondern sie könnten eher aus einem Selbsterhaltungs-Bedürfnis handeln, um zu vermeiden, dass ihre Krankheit und der drohende Tod sie physisch zerstören und ihrer Existenz den Sinn entziehen." (Quill/Battin 2004, 2)

Auch hierzulande weckt das Wort „Suizid" oder gar „Selbstmord" (eine Bezeichnung, die man nicht mehr verwenden sollte, auch wenn sie leider sogar im Amtsdeutsch noch immer anzutreffen ist!) häufig Assoziationen einer psychischen Krankheit, einer unüberlegten Handlung eines nicht freiverantwortlichen Menschen und einer Todesart, die den Körper verstümmelt (z. B. sich Erhängen, Erschießen, Hinunterstürzen). Wir werden daher das Wort „Suizid" in diesem und dem folgenden Kapitel weitgehend vermeiden. Eine von negativen Assoziationen nicht oder zumindest weniger belastete Alternative zu „Suizid" ist „Selbsttötung", ein Begriff, der z. b. vom Nationalen Ethikrat (2006) vorgeschlagen wurde.

Bei den oben beschriebenen vier Möglichkeiten eines letzten Auswegs in Würde werden während des letzten Lebensabschnitts die Angehörigen, Freunde oder Pflegenden intensiv mit einbezogen. Das mindert das Risiko, dass eine nicht mehr ganz freiverantwortliche Person auf eine dieser Methoden verfällt, um sich das Leben zu nehmen.

2.2 Überblick über den Verlauf von FVNF

Jemand, der sich für einen vorzeitigen Tod durch Verzicht auf Nahrung und Flüssigkeit entscheidet, sollte wissen, wie dies normalerweise verläuft, welche Probleme auftreten können und wie man sie vermeiden kann. Ich werde Belege dafür anführen, dass dies für manche ältere oder kranke Menschen ein akzeptabler Weg sein kann, das Leben zu beenden (Chabot 2007, Chabot/Goedhart 2009).

Nicht alle Ärzte wissen das und nicht alle Ärzte wissen, wie man einen derartigen Sterbeprozess begleitet. Bevor jemand sich für diesen Weg aus dem Leben entscheidet, muss eine Beratung mit Familienmitgliedern oder anderen Personen des Vertrauens stattfinden sowie nach Möglichkeit auch mit einem Arzt. Denn die tagtägliche Pflege durch Angehörige und Pflegepersonal ist in dieser Situation unerlässlich.

Patienten, die sich noch nicht in der Endphase ihrer Krankheit befinden, die aber ihren Tod beschleunigen möchten, hören oft mit dem Essen und Trinken zugleich auf (Albéry et al. 1993). Wenn sie das durchhalten, tritt nach 7 bis 15 Tagen der Tod ein (s. Abschnitt 2.5). Andere hören zunächst auf zu essen und beenden erst allmählich, innerhalb von einigen Tagen oder manchmal sogar von Wochen, die Flüssigkeitsaufnahme. In diesen Fällen dauert es länger, bis der Tod eintritt (16 bis 30 Tage); aber es gibt Hinweise, dass das Verfahren dann weniger unangenehm ist. Wenn der Patient das Trinken eingestellt hat, nimmt er nur noch durch die Mundpflege Flüssigkeit auf. Täglich 50 ml Wasser (dies entspricht etwa einem halb gefüllten kleinen Glas) ist hierfür ausreichend; diese Menge nimmt der Patient auf, wenn der Mund immer wieder einmal mit einem Wasserzerstäuber befeuchtet wird (3 Stöße enthalten ca. 2 ml) und mehrmals am Tag einen in Gaze gewickelten, zerstoßenen Eiswürfel (ca. 5 ml) lutscht. Abschnitt 3.1 befasst sich genauer mit der Mundpflege.

Viele denken, dass der Verzicht auf Essen und Trinken, um schneller zu sterben, mit erheblichem Leiden verbunden ist. Verschiedene Erhebungen (siehe Kapitel 4.1 bis 4.3) haben jedoch gezeigt, dass dies nicht unbedingt so sein muss, wenn die Mundpflege und eine gegebenenfalls nötige Schmerzbekämpfung wirkungsvoll durchgeführt werden. Die Mundpflege kann von einer Krankenschwester oder einem Pfleger mit Hilfe von Angehörigen oder von ausgebildeten Altenpflegern durchgeführt werden (Jakobs 2003, Harvath et al. 2006). Es ist von Vorteil – aber nicht unbedingt notwendig –, wenn dies von einem Arzt für Allgemeinmedizin oder von einem anderen Arzt mit Ausbildung in der Palliativversorgung Sterbender überwacht wird.

In den ersten Tagen ist jemand noch in der Lage, mit Angehörigen darüber zu sprechen, ob der Wunsch zu sterben wirklich endgültig ist. Der Verzicht auf Essen und Trinken könnte sich in der Praxis für jemanden als zu hart erweisen oder Angehörige könnten den geliebten Menschen dazu überreden, den Entschluss zu sterben aufzuschieben, so dass er wieder anfängt, zu essen und zu trinken. Den Entschluss, vorzeitig zu sterben, kann man anfangs noch zurücknehmen; es ist nicht ungewöhnlich, dass dies in den ersten Tagen geschieht. Man bleibt selber dafür verantwortlich, dass der Verzicht auf Nahrung und Flüssigkeit fortgesetzt werden soll. Abgesehen von dem Wassersprühgerät sollte auch immer ein Glas Wasser in Reichweite des Patienten stehen – es sei denn, er hat darauf bestanden, dass dieses entfernt wird. Wird ein in Reichweite stehendes Glas Wasser nicht geleert, dann bestätigt dies die Entschlossenheit, FVNF fortzusetzen. Untersuchungen in Oregon haben gezeigt, dass etwa einer von sechs Menschen, die bewusst das Trinken verweigerten, um schneller zu sterben, ihre Meinung doch noch änderten, obwohl sie eine hervorragende Palliativpflege erhielten. Oft lag dies am hartnäckigen Drängen der Familie, die mit der Entscheidung für einen vorzeitigen Tod nicht einverstanden war

Wenn jemand einmal aufgehört hat, zu essen und zu trinken, bleibt das Bewusstsein zunächst klar, sofern keine mit Fieber verbundene Erkrankung auftritt und keine Sedativa gegeben werden. Nach einiger Zeit beginnt eine allgemeine Schwächung. Diese ähnelt der letzten Phase einer tödlichen Krankheit, aber ohne die Symptome Schmerz und Atemnot. Ursache des Todes ist nicht der Mangel an Nahrung, sondern die Dehydrierung nach Beendigung der Flüssigkeitsaufnahme. Wird keine Flüssigkeit mehr aufgenommen, hören die Nieren nach ca. sieben Tagen auf, Urin zu produzieren. Das bedeutet, dass die Abfallprodukte des Stoffwechsels nicht mehr aus dem Blut entfernt werden. Die meisten Leute werden schläfrig, wenn sie einige Tage nichts getrunken haben, weil auch der Harnstoff von den Nieren dann nicht mehr ausgeschieden wird. Viele finden diese Schläfrigkeit nicht unangenehm. Es wird berichtet, dass sich diese Schläfrigkeit reduzieren lässt, indem man wieder etwas Wasser trinkt, wodurch die Nieren erneut einen Teil des Harnstoffs ausscheiden können. Zwar verlängert diese Flüssigkeitsaufnahme den Sterbeprozess, aber einige Menschen möchten lieber noch klare Momente haben, in denen sie ihre Lieben erkennen, selbst wenn sie schon sehr schwach geworden sind. Am Ende kann das Herz nicht mehr regelmäßig schlagen und der Patient stirbt, während er schläft, an Herzstillstand.

2.3 Der Umgang mit Fasten und Flüssigkeitsverzicht in unterschiedlichen Situationen

Die Idee des Fastens bis zum Tode weckt bei manchen Leuten sofort Vorstellungen von Menschen, die in der Blüte ihre Lebens in einen Hungerstreik treten oder z. B. unter Anorexia nervosa (Magersucht) leiden. Diese Menschen, die noch ein ganzes Leben vor sich haben, fasten wegen politischer Ideale beziehungsweise aufgrund einer psychiatrischen Erkrankung. In ihrem Fall tritt der Tod normalerweise erst nach einer langen Zeit des Leidens ein, welches sich auch kaum durch gute Mundpflege lindern ließe. Unabhängig von der Frage der Motive muss hier klar gestellt werden: Wenn man mit dem Trinken nicht aufhört, kann man viele Wochen fasten, ohne dadurch den Tod herbeizuführen.

Der bewusste Verzicht auf Essen und Trinken mit der Absicht, schneller zu sterben, muss unterschieden werden vom Verhalten älterer, dementer Patienten, die gar nicht mehr zu reflektierten Entscheidungen in der Lage sind. Es kommt öfters vor, dass diese in den Monaten, manchmal sogar Jahren vor ihrem Tode immer weniger essen und trinken (Pasman 2004; für Forschungsergebnisse über Flüssigkeitsverzicht bei dementen Patienten siehe Kap. 4.4). Ich beschränke mich hier ausschließlich auf den bewussten und wohlüberlegten Verzicht auf Nahrung und Flüssigkeit, der Ausdruck eines festen Entschlusses ist, das Sterben zu beschleunigen.

Krebspatienten verlieren ebenfalls oft spontan den Appetit, so dass sie schließlich praktisch ganz aufhören, zu essen und zu trinken, während sie noch bei klarem Verstand sind. Aber diese Patienten fassen *nicht* mit Vorbedacht den Entschluss, ihren Tod durch Einstellen der Flüssigkeitszufuhr zu beschleunigen, und nicht immer wird die Folge, dass sie deshalb früher sterben, ihren Wünschen entsprechen. Patienten mit Krebs oder Demenz, die spontan nichts mehr trinken, sterben zwar auch aufgrund der Dehydrierung, aber diese ist bei ihnen eine Folge ihrer Krankheit und nicht eines Beschlusses, ihren Tod schneller herbeizuführen. Es ist unter Klinikern bekannt, dass es für manche Krebspatienten zunächst eine Erleichterung bringt, wenn sie nur so viel essen und trinken, wie sie selber wollen, und nicht dazu gedrängt werden, mehr zu sich zu nehmen.

Patienten mit Krebs im Endstadium, die *bewusst* aufgehört haben, zu essen und zu trinken, um schneller zu sterben, erhalten von den Ärzten manchmal Medikamente, die sie in tiefen Schlaf versetzen, so dass sie nicht unter dem Durst leiden. Wenn dieser Tiefschlaf bis zum Tode anhält, entspricht dies der palliativen Sedierung (s. Abschnitt 2.1). Der absichtliche Verzicht auf Flüssigkeit verursacht aber keineswegs immer Leiden (siehe Kap. 3.1 und 3.2), sofern die Pflege gut ist und es nicht zu Poblemen wie unbeherrschbare Unruhe oder geistige Verwirrtheit kommt. Solange sich das Leiden durch weniger drastische Mittel als durch das Ausschalten des Bewusstseins lindern lässt, gibt es keine medizinische Indikation dafür, den Patienten bis zum Tode in einen Dauerschlaf zu versetzen. Hierauf weist auch die Akademie für Ethik in der Medizin (Göttingen) hin und geht dabei auf die Perspektive ein, dass sich künftig lebensüberdrüssige Menschen wünschen könnten, unter Sedierung durch gleichzeitigen Verzicht auf Flüssigkeitssubstitution sozusagen „komfortabel" aus dem Leben zu gehen (Neitzke et al. 2009). Zu dieser Einschätzung möchten wir anmerken, dass wir diese Form der assistierten Selbsttötung weder ethisch bedenklich finden noch befürchten, dass dies sozusagen eine Mode werden könnte. Andererseits muss hier klargestellt werden, dass es sich dabei um etwas anderes als FVNF handelt, denn der Arzt ist dann ein unentbehrlicher Mitverursacher des Todes und übernimmt sogleich nach Einsetzen der Sedierung die Tatherrschaft.

Manche Menschen erwarten, dass sie, sobald sie nicht mehr essen und trinken, sehr zu leiden haben. Angesichts solcher Befürchtungen muss man unbedingt ausreichend darüber informieren, wie eine gute Mundpflege den Verlauf durchaus erträglich machen kann; und man sollte diese Hinweise unbedingt schon vor dem Beginn von FVNF geben (s. Abschnitt 3.1). Sollte jemand zu ängstlich sein, um sich den Verzicht auf Essen und Trinken aufzuerlegen, dann ist der/die Betreffende auch noch nicht so weit, dass er/sie die Verantwortung für ein selbstbestimmtes Ende durch FVNF übernehmen kann.

In einigen Religionen ist der Verzicht auf Essen und Trinken vor dem Tode nichts Ungewöhnliches. Im Jainismus in Indien bedeutet das Fasten bis zum Tode den Sieg des geistigen Wesens über den Körper, und dies wird hoch geachtet (Bilimoria 1992). Von Hospizen in Benares (Indien) wird berichtet, dass dort alte Menschen aufgenommen werden, die kurz zuvor aufgehört haben zu essen, weil sie fühlen, dass ihre Zeit gekommen ist. Ihre Familien werden mit aufgenommen, damit diese und der Sterbende von einander Abschied nehmen können (Madan 1992, Justice 1995, vgl. auch McInerny 1992). Für die Familien und für die Alten ist diese Verweigerung der Nahrung kein Zeichen einer Depression, sondern dafür, dass jemand selbstbestimmt über seinen Tod entscheidet.

Auch in westlichen Ländern wollen manche Menschen über ihren Tod selbst bestimmen, wobei wohl nur für wenige das Sterben durch Verzicht auf Nahrung und Flüssigkeit mit spirituellen Vorstellungen verbunden sein dürfte. Dies stellt für sie wohl eher einen letzten Ausweg dar. Denn ärztliche Beihilfe zur Selbsttötung oder gar Tötung auf Verlangen ist in den meisten Staaten nicht zulässig. Daher kann man nicht erwarten, dass ein Arzt der Bitte eines Patienten nachkommt, bei der Beendigung seines Lebens mittels tödlicher Medikamente mitzuwirken. In Oregon, Washington, in der Schweiz, den Niederlanden, Belgien und Luxemburg ist ärztliche Beihilfe zur Selbsttötung zulässig. In den Niederlanden und Belgien ist zudem ärztliche Tötung auf Verlangen gesetzlich erlaubt (Griffiths et al. 2008). Wenn ein urteilsfähiger Patient jedoch beschließt, den Tod durch Verzicht auf Nahrung und Flüssigkeit zu beschleunigen, ist es dem Arzt nicht verboten (siehe hierzu Kap. 5), ihm Palliativversorgung zu gewähren, falls es zu unangenehmen Begleiterscheinungen beim Flüssigkeitsverzicht kommen sollte.

Wenn jemand im Alter oder angesichts schwerer Krankheit es über sich bringt, vorausschauende Überlegungen über sein Lebensende anzustellen, obwohl dieses Thema noch nicht „aktuell" ist, und für sich die Option FVNF in Betracht zieht, so hat das für deren spätere Realisierung erhebliche Vorteile. Zum einen kann dies bereits in einer Patientenverfügung ohne Zeitdruck und in wohl erwogenen Formulierungen niedergelegt werden. Damit ist dokumentiert, dass diese Option einer Absicht entspringt, die Bestand hat. Zum anderen kann man dann schon in aller Ruhe mit seinem Arzt reden, ob er eines Tages FVNF auch mittragen wird, und gegebenenfalls schon nach einem anderen Arzt Ausschau halten, der solch eine Unterstützung zusichert.

Zum Abschluss dieses Abschnitts wollen wir einen Blick auf die schwierige Lage der Angehörigen oder Vertrauten von jemandem werfen, der durch FVNF aus dem Leben gehen möchte. Auch hierbei kann es nur nützlich sein, mit der Absicht nicht plötzlich wie mit der Tür ins Haus zu fallen. Oft werden zumindest einige Familienmitglieder und Freunde dagegen sein. Ein derartiger Beschluss, noch dazu wenn er ganz plötzlich kommt, kann Hilflosigkeit, Zorn und andere heftige Reaktionen hervorrufen. Manche halten es nicht aus, mitzuerleben, wie ein geliebter Mensch sich für einen vorzeitigen Tod entscheidet, und ziehen sich einfach aus der Diskussion zurück. Andere, die den Kontakt bis zum Ende aufrechterhalten möchten, werden sich womöglich sehr darum bemühen müssen, Takt und Respekt zu wahren.

Die Entscheidung zum völligen Verzicht auf Nahrung und Flüssigkeit wird nicht selten in einem heftigen emotionalen Ringen mit geliebten Menschen getroffen. Bei meiner Studie über FVNF in den Niederlanden wurde von vielen widerstreitenden Gefühlen berichtet. Einerseits möchte man loyal bleiben gegenüber einer Person, die sich sehnlichst zu sterben wünscht, andererseits wehrt man sich innerlich dagegen, sich von einem geliebten Menschen trennen zu müssen. Manche Angehörigen haben mit dieser Ambivalenz weniger Probleme, weil sie vermuten, dass sie dieselbe Entscheidung treffen würden, sollten sie in dieselbe Lage geraten.

Viele Informanten meiner Interview-Studie (Chabot 2010) äußerten sich später – selbst nach Jahren – bemerkenswert zurückhaltend über ihr Ringen mit sich selbst und dem Verstorbenen, der am Ende „sein Schicksal in die eigene Hand genommen hatte". Anscheinend befürchteten sie, dass sie dessen Andenken herabsetzen könnten. Vielleicht ist dies der Grund dafür, dass sie nur andeutungsweise erkennen ließen, welche Zurückweisung dieser Tod der geliebten Person für sie bedeutete; hatten sie doch auf alle erdenkliche Weise versucht, ihr zu einem weiterhin sinnerfüllten Leben zu verhelfen!

2.4 Berichte über Patienten, die in den Niederlanden durch FVNF verstarben

Vor meiner Studie von 2007 war noch keine Untersuchung über vorzeitiges Sterben durch FVNF in der niederländischen Bevölkerung veröffentlicht worden. Diese Lücke in der Forschung über das Lebensende hat mich dazu veranlasst, zu untersuchen, wie bei entscheidungsfähigen Personen ein derartiges vorgeplantes Sterben verläuft. Als Informanten kamen alle Personen in Betracht, denen jemand seinen Wunsch, vorzeitig zu sterben, vertrauensvoll mitgeteilt hatte – also Angehörige, Freunde, Pflegende, Ärzte, ggf. auch ein Vertreter einer Organisation für selbstbestimmtes Sterben. Da für andere Länder noch keine vergleichbare Untersuchung durchgeführt worden ist, bleibt zunächst offen, wieweit die Befunde sich auf diese übertragen lassen.

Im Dezember 2003 wurde von einem niederländischen Institut für statistische Erhebungen eine große Stichprobe gezogen, die hinsichtlich Geschlecht, Alter, Bildung und geografischer Verteilung repräsentativ für die niederländische Bevölkerung war. Etwa 21.500 Personen wurden nach einer möglichen persönlichen Erfahrung mit jemandem befragt, der mit Essen und Trinken aufgehört hatte und dann verstorben war. Nach einem sehr stringenten Auswahlverfahren kam ich zu dem Schluss, dass 97 Informanten von einem bewussten vorzeitigen Sterben durch FVNF berichteten (Chabot/Goedhart 2009).

80 % der Verstorbenen waren älter als 60 Jahre und 60 % von ihnen waren Frauen. Die Hälfte dieser Menschen starb zuhause, die andere Hälfte in einem Alters- oder Pflegeheim oder in einem Hospiz. Die meisten dieser Sterbenden erhielten wenigstens ein Mindestmaß an palliativer Versorgung. Eine Person von dreien hatte eine Lebensgefährtin oder einen Lebensgefährten, was (jedenfalls in den Niederlanden) normal für Personen dieses Alters ist.

Die 97 Fälle von Tod durch FVNF können entsprechend den von den Informanten angegebenen Diagnosen in drei Gruppen unterteilt werden:

> 40 % der Verstorbenen hatten die Diagnose Krebs; der Krebs hatte jedoch noch nicht ein Stadium erreicht, in dem der Tod innerhalb von Tagen zu erwarten war; einige Patienten befanden sich in einem Stadium, in dem eine Heilung unwahrscheinlich war; sie hatten weitere medizinische Behandlungen abgelehnt und später beschlossen, auf Nahrung und Flüssigkeit zu verzichten.
> 32 % der Verstorbenen hatten unter einer schweren somatischen (oft neurologischen) Erkrankung gelitten. Der Fall von Frau G. (Kap. 1.2) gehört zu dieser Gruppe. Bei 5 Patienten aus diesen 32 % lag eine psychiatrische Diagnose vor, die nach Auskunft des Informanten jedoch nicht die Entscheidungsfähigkeit (im Hinblick auf FVNF) beeinträchtigte. Diese Patienten hatten oft auch eine somatische Erkrankung.
> 28 % der Verstorbenen hatten zwar keine so schwerwiegenden Diagnosen wie z. b. ALS (Amyotrophe Lateralsklerose), hatten aber schwere Altersleiden (Erblindung, Taubheit, Gehbehinderung, chronische Schmerzen durch Arthrose und/oder erhebliche Sprachbehinderung). Der Fall von Herrn R. (Kap. 1.4) gehört zu dieser Gruppe.

Die Informanten beantworteten 100 Fragen. Es ging dabei sowohl um demografische Daten als auch um die medizinische Situation der Verstorbenen sowie auch darum, wie diese zu dem Entschluss zu sterben gekommen waren; ferner, wie sich die Situation entwickelte, nachdem die Aufnahme von Nahrung und Flüssigkeit stark reduziert oder ganz beendet worden war.

Eine wichtige Frage am Ende des Fragebogens sollte Aufschluss darüber geben, ob die Verstorbenen selbst ihren Tod durch FVNF wohl als ein „Ende in Würde" angesehen hatten. 75 % der Befragten antworteten „ja", 17 % „nein" und 8 % „nicht bekannt". Das Ergebnis dieser Befragung widerspricht dem negativen Urteil vieler Leute über einen absichtlich durch FVNF beschleunigten Tod (Chabot 2008). Bemerkenswert daran ist auch, dass es sich bei den beiden Gruppen ohne eine Krebs-Diagnose (zusammen immerhin 60 %) um Personen handelte, die ohne FVNF wahrscheinlich erst nach längerer Zeit gestorben wären.

Wie häufig beschreiten nun aber Menschen den Weg aus dem Leben durch FVNF in den Niederlanden? Über ein statistisches Verfahren, auf das hier nicht eingegangen werden kann (siehe Chabot/Goedhart 2009) ergibt sich eine Größenordnung von 2.500 pro Jahr. Diese Zahl stellt ungefähr 2 % sämtlicher statistisch erfasster Todesfälle im Untersuchungsjahr 2001 dar. Im selben Jahr gab es ärztlich assistierte Selbsttötung bei 0,2 % und ärztliche Tötung auf Verlangen bei 2,6 %, also zusammen bei 2,8 % aller Todesfälle (Onwuteaka-Philipsen et al. 2003). Dies rechtfertigt die Schlussfolgerung, dass die Zahl der Personen, die in den Niederlanden durch FVNF vorzeitig verstarben, nicht sehr viel niedriger lag als die Anzahl derer, die durch ärztliche Beihilfe zur Selbsttötung oder Tötungen auf Verlangen gestorben waren.

2.5 Wie lange dauert es, bis man stirbt?

Vierzig Informanten gaben an, dass nach vollständiger Beendigung der Flüssigkeitsaufnahme der Tod innerhalb von sechs Tagen eingetreten sei. Diese 40 Fälle sind in Tabelle 1 nicht berücksichtigt, denn wenn jemand bereits innerhalb von sieben Tagen nach Beenden der Flüssigkeitsaufnahme stirbt, haben möglicherweise eine Krankheit oder Medikamente erheblich zu diesem schnellen Ende beigetragen. Dies besagt indessen nicht, dass FVNF in solchen Fällen die Lebenszeit nicht doch etwas verkürzt hat – es ließ sich nur weder belegen noch widerlegen.

Einige Personen, die mit Essen und Trinken völlig aufgehört hatten, sind nach nur sieben bis neun Tagen verstorben; die meisten von ihnen hatten eine tödliche oder eine sehr schwere Krankheit. Verstirbt jemand nach mindestens sieben Tagen konsequenten Flüssigkeitsverzichts, so kann man mit ziemlicher Sicherheit annehmen, dass der Tod zumindest teilweise auf die Austrocknung zurückzuführen ist oder dass diese zu einem früheren Todeseintritt geführt hat. Die Mehrheit (70 %) starb innerhalb von 16 Tagen. Aus den Berichten geht hervor, dass diese Menschen überhaupt nichts mehr getrunken, sondern nur den Mund befeuchtet hatten, nämlich mit einem Wasserzerstäuber oder zerstoßenen Eiswürfeln. Weitere 20 % starben nach 16 bis 30 Ta-

Tabelle 1: Dauer des Verzichts auf Nahrung und Flüssigkeit bis zum Eintritt des Todes bei 97 Personen, aufgeschlüsselt nach Schwere der Krankheit

Dauer	tödliche Krankheit	schwere Krankheit	keine tödliche oder schwere Krankheit
7–9 Tage	10	9	5
10–12 Tage	10	7	4
13–15 Tage	8	4	10
16–18 Tage	3	0	1
19–30 Tage	8	4	3
31–60 Tage	0	6	2
über 60 Tage	0	1	2
Gesamt	39	31	27

gen: Diese hatten zwar von einem Tag auf den anderen aufgehört zu essen, hatten aber die Flüssigkeitsaufnahme erst nach und nach bis auf nahezu Null reduziert (weniger als 50 ml). Die übrigen (etwas über 10 %) hatten die Nahrungsaufnahme beendet, aber zunächst einige Zeit uneingeschränkt Flüssigkeit zu sich genommen. Sie hatten die Flüssigkeitsaufnahme erst im Laufe des zweiten oder dritten Monats reduziert.

Diese Daten zeigen, dass jemand, der sich vielleicht noch nicht in der Sterbephase einer tödlichen Krankheit befindet und beschließt, seinen Tod durch FVNF zu beschleunigen, beeinflussen kann, wie lange es dauert, bis er stirbt. Der Tod kann hinausgezögert werden dadurch, dass man sich gönnt, etwas Wasser zu trinken. Der Tod kann rascher herbeigeführt werden, indem man nur ca. 50 ml Wasser für die Mundpflege nimmt. Allerdings habe ich aus meinen Interviews den Eindruck gewonnen, dass gar nichts zu trinken mit mehr Schwierigkeiten verbunden ist, als wenn das Trinken über mehrere Tagen reduziert wird.

Eine Faustregel, die zur Gesamtheit der Befunde passen würde, jedoch nicht als bewiesen gelten kann, wäre: Je weiter fortgeschritten die Krankheit bei einem Patienten ist, desto rascher wird er *im statistischen Durchschnitt* durch FVNF versterben. Selbst wenn dies zutreffen sollte, so muss also immer im konkreten, einzelnen Fall damit gerechnet werden, dass sich der Verlauf des FVNF als „eine Ausnahme von dieser Regel" erweist. Dies ist einer der vielen Gründe, weshalb eine weitere Erforschung von FVNF, z. B. durch die nachträgliche Erfassung von Fällen (siehe Anhang) so wichtig ist.

Bei manchen Erkrankungen, vor allem bei Krebs oder AIDS, gehört eine spontane Abnahme des Ess- und Trinkbedürfnisses zu den bekannten Symptomen. Falls solche Patienten durch FVNF den Tod schneller herbeiführen möchten, werden sie weniger als andere unter Hunger und Durst zu leiden haben. Viele Krebspatienten, die kaum noch Appetit haben, wissen allerdings nicht, dass sie die Zeit bis zum Tode erheblich verkürzen können, wenn sie außer dem Essen auch das Trinken einstellen. Wenn ein entscheidungsfähiger Patient wiederholt den wohlüberlegten Wunsch, bald zu sterben, geäußert hat, aber noch eine Lebenserwartung von mehreren Wochen oder sogar Monaten hat, dann informiert ihn der Arzt normalerweise *nicht* über die Möglichkeit, seine Leidenszeit durch FVNF zu verkürzen. Dieses Verhalten von Ärzten ist für die Niederlande dokumentiert, und in anderen Ländern dürfte die Situation ähnlich sein.

Der Wunsch der Patienten mit Krebs, die Zeit bis zum Tod zu verkürzen, muss nicht unbedingt durch die belastenden körperlichen Symptome verursacht sein; er kann auch dadurch entstehen, dass der Patient das Unvermeidliche nicht mehr hinausschieben möchte, wenn ihm sein Leben sozusagen abgerundet und abgeschlossen erscheint. FVNF könnte dann ein Ausweg sein, bei dem man seinen eigenen Tod sozusagen „organisieren" würde, sofern man hierzu wirklich fest entschlossen ist. Viele Ärzte sträuben sich allerdings, FVNF (falls sie überhaupt davon Kenntnis haben) solchen Patienten gegenüber zu erwähnen. Für den Arzt können sich durchaus ethische Probleme ergeben, wenn ein Patient ihn gezielt nach Möglichkeiten fragt, einen früheren Tod selber herbeizuführen (siehe Kap. 5).

In mehreren Berichten meiner Studie wurde nachdrücklich ein Unterschied zwischen „Selbsttötung" und einem „natürlichen" Tod durch FVNF gemacht. So wurde z. B. in einem Fall gesagt:

„Meine Mutter, die katholisch war, hatte einen Schlaganfall mit halbseitiger Lähmung. Sie hatte keine Vorbehalte dagegen, das Essen und Trinken einzustellen, um zu sterben, sobald ihr klar geworden war, dass dies bei entsprechender Pflege ein humaner Tod sein könnte. Es war für sie – umgeben von ihren Kindern, die sich bei ihrer Pflege abwechselten – ein völlig natürlicher Tod, also etwas ganz anderes als ein Suizid, der für sie eine Sünde gewesen wäre. Sie hätte einen Suizid niemals auch nur in Betracht gezogen!"

3 Informationen zum freiwilligen Verzicht auf Nahrung und Flüssigkeit: Was zu tun ist

Boudewijn Chabot

Dieses Kapitel gibt ausführliche Ratschläge zur Vorbereitung und Durchführung von FVNF. Es richtet sich gleichermaßen an Ärzte, Pflegepersonal und Patienten sowie deren Angehörige. Die Informationen reichen von der zur Vermeidung von Durst unverzichtbaren Mundpflege bis zu rechtlich-organisatorischen Dingen, sei es für die Durchführung von FVNF zuhause, sei es zur Vermeidung unerwünschter Behandlungsmaßnahmen, wenn man FVNF in einem Pflegeheim oder einer anderen Einrichtung durchführen will. Wir hoffen, dass sich Arzt und Patient auf der Grundlage solcher Informationen über FVNF als einen letzten Ausweg am Lebensende miteinander verständigen können. Die Beispiele in Kapitel 1 zeigen, dass zwischen den letzten Tagen von Frau B. (die einen würdigen Tod hatte) und von Frau G. (die auf unwürdige Weise starb) Welten liegen. Beide Patientinnen waren umgeben von Angehörigen und Krankenschwestern, aber die Ärzte verhielten sich in den beiden Fällen völlig gegensätzlich. Ehe sich jemand definitiv für FVNF entscheidet, ist selbstverständlich auch die Beratung mit Familienmitgliedern oder anderen Personen des Vertrauens notwendig. Denn die tagtägliche Pflege durch Angehörige und Pflegepersonal ist bei der Durchführung unerlässlich. Es gibt nur wenig Fachliteratur, die zeigt, auf was es für einen positiven Verlauf von FVNF ankommt (Terman 2007, Chabot 2008).

Im Folgenden behandeln wird zunächst die Mundpflege und andere praktischen Maßnahmen, um die man sich selber kümmern muss, dann die pflegerische und palliative Versorgung bei FVNF und schließlich die rechtlich-organisatorischen Vorkehrungen, die man vor der Durchführung von FVNF treffen sollte. Am Ende des Kapitels werden diese Ausführungen noch einmal zusammengefasst.

3.1 Mundpflege und weitere wichtige Maßnahmen

Manche Menschen wissen aus eigener Erfahrung mit zeitweiligem Fasten, dass das Hungergefühl schon nach wenigen Tagen strengen Fastens verschwindet und an seine Stelle, wenn man wirklich ganz auf Essen verzichtet, ein Wohlgefühl tritt. Der Grund ist, dass der Körper, wenn kein Zucker oder andere Kohlenhydrate mehr aufgenommen werden, eine dem Morphium ähnliche Substanz produziert. Diese wirkt sich positiv auf die Stimmung aus. Eine weitere Folge strengen Fastens ist, dass der Körper Fettsäuren abbaut und dabei bestimmte Substanzen entstehen, die einen schmerzlindernden Effekt haben (siehe Kap. 4.1).

Ganz wichtig ist, dass der Patient sowie seine Angehörigen sich darüber im Klaren sind, dass das Durstgefühl durch Austrocknen der Mundschleimhaut entsteht. Wenn es gelingt, die Mundschleimhaut feucht und gleitfähig zu halten, lässt sich das Durstgefühl in erträglichen Grenzen halten. Dies ist die Erfahrung in der Palliativpflege Sterbender (Ganzini et al. 2003).

Es gibt drei Arten von Präparaten für die Verminderung des Durstgefühls: solche, die den Mund erfrischen, solche, die den Speichelfluss anregen, und Mittel, die den Speichel ersetzen. Jedes dieser Mittel ist von verschiedenen Herstellern erhältlich. Ein viertes Mittel wird benötigt, um den Mund zu reinigen und so Pilzinfektionen zu vermeiden; diese können auftreten, wenn der natürliche Selbstreinigungsprozess des Mundes gestört wird, weil jemand nicht mehr isst und trinkt. Ein Apotheker kann darüber Auskunft geben, welche Produkte erhältlich sind.

Jemand, der FVNF in Betracht zieht, sollte erst einmal ausprobieren, welche Art von Mundpflege für ihn am ehesten in Frage kommt. Wenn man die tägliche Menge von ca. 50 ml Wasseraufnahme überschreitet, wird der Prozess länger dauern (je mehr man trinkt, desto länger), aber vielleicht auch etwas leichter durchzuführen sein (siehe Frau B. in Kap. 1.2). Ein kleines

Eisstück zu lutschen ist hilfreich, um Medikamente unter der Zunge aufzulösen.

Der amerikanische Arzt Stanley Terman testete im Alter von 62 Jahren bei guter Gesundheit an sich selbst, wie sich ein viertägiger Verzicht auf Essen und Trinken auswirkt. Auf diese Weise sammelte er nützliche Erfahrungen betreffs der Mittel für die Mundpflege, d. h. welche für ihn die besten und welche entbehrlich waren. Terman bewertete sein Durstgefühl alle paar Stunden auf einer Skala von 0 (= kein Durst) bis 10 (= extremer Durst). Bei guter Mundpflege stufte er das Durstgefühl nie höher als 5 ein, „was ich recht unangenehm fand". Sein Hungergefühl überschritt, ebenfalls auf einer 0–10-Skala, nie 2. Hier ein Zitat aus Terman's Buch von 2007 (die amerikanischen Produkt-Namen wurden weggelassen):

> „Überraschenderweise mochte ich Glycerin-Zitronen-Wattestäbchen. Zunächst kamen sie mir wie ein Scherz vor – Lollipops mit Watte gefüllt. Doch zwei solche Wattestäbchen beseitigten die Trockenheit im Mund. Auch erfrischte ich jede Stunde einmal die gesamte Mundhöhle, indem ich ein- bis zweimal für eine halbe Sekunde lang Speichelersatz hineinsprühte... Ein Mittel für die Gleitfähigkeit der Schleimhäute, etwa ein guter Zentimeter aus der Tube, womit der Mund eingeschmiert wurde, verhinderte Trockenheit während der Nacht. Für Leute, die durch den Mund atmen, dürfte dies sehr empfehlenswert sein. Zwischen den Zeiten des Zähneputzens erfrischte ich meinen Mund mit zwei Stück eines Spezial-Kaugummis sowie einem oder zwei Munderfrischungs-Streifen [die man auf der Zunge zergehen lässt; Anm. des Übersetzers]. Ich probierte auch einige Mundsprays, die für manche allerdings ein zu intensives Aroma haben dürften. Patienten mit Wundstellen im Mund dürften angetan sein von einem Mundspray, das Phenol und Menthol enthält. Um mein ganzes Gesicht zu erfrischen, verwendete ich gerne ab und zu ein Rosenwasser-Glyzerin-Spray. Ferner benützte ich ein Salzwasserspray für die Nase und Befeuchtungstropfen für die Augen, also für Bereiche, die ebenfalls trocken werden. Ich vermied zuckerhaltige Zitronen-Drops, weil sie im Prinzip in mir Appetit auf Süßes und (durch einen Insulin-Anstieg) ein stärkeres Hungergefühl hätten erzeugen können."

Wie dieser Bericht zeigt, empfindet ein gesunder Mensch, der vier Tage lang nichts trinkt, zwar Durst, doch kann dieser erträglich sein, wenn die erwähnten Vorsorgemaßnahmen getroffen werden. Überdies gibt es Anzeichen dafür, dass das Durstgefühl im Alter abnimmt (Phillips et al. 1984). In Studien, die in amerikanischen Hospizen durchgeführt wurden, bewertete das erfahrene Pflegepersonal die „Qualität" des Sterbens von Patienten, die den Prozess durch FVNF beschleunigt hatten, im Durchschnitt mit „gut" (Ganzini et al. 2003), jedoch gibt diese Studie keinen Aufschluss darüber, wie häufig diese Patienten nach mehreren Tagen des Flüssigkeitsverzichts auf Medikamente angewiesen waren, die ihnen die Fortsetzung des FVNF erleichterten. Generell dürfte in den USA die Bereitschaft, erkennbare Leiden von vorneherein durch Medikamente auf ein Minimum zu reduzieren, hoch sein.

Als vermutlich unmittelbare Folge des Flüssigkeitsverzichts treten bei FVNF manchmal in den ersten Tagen Kopfschmerzen auf. Später, nach ca. sechs oder sieben Tagen (d. h. ab Beginn des Flüssigkeitsverzichts), kann es hin und wieder zu Symptomen wie einer mit Ängsten verbundenen Bewusstseinsstörung kommen. Im Falle bereits bestehender, schwerer Erkrankungen wird normalerweise bereits für eine medikamentöse Schmerzlinderung ärztlicherseits gesorgt sein, die dann auch nach Eintritt in FVNF beibehalten wird. Als Schlafmittel ist beispielsweise Temazepam (flüssig, in einer Kapsel; Markenname: Normison) 20 mg sehr geeignet.

Die Wachheit eines Patienten wird zunächst nicht beeinträchtigt, wenn er nichts mehr trinkt, vorausgesetzt er erhält keine Sedativa und seine Krankheit verursacht kein Fieber. Ungefähr eine Woche nach dem Beenden der Flüssigkeitsaufnahme können die Nieren den Harnstoff aus dem Blut nicht mehr entfernen und es setzt eine gewisse Schläfrigkeit ein. Diese muss nicht unbedingt unangenehm sein und beeinträchtigt den Kontakt mit den Angehörigen nicht sonderlich, zumal man in dieser Phase noch leicht geweckt werden kann.

>> Die wichtigsten Hilfsmittel für die Mundpflege

Es gibt vier Arten von Mitteln, die alle gleichermaßen wichtig sind. Sie können vom Pflegepersonal hergestellt oder in Apotheken bzw. Drogerien gekauft werden.

1. Der Mund kann auf verschiedene Weise befeuchtet und erfrischt werden mittels:
> Versprühen von Wasser mittels eines kleinen (Parfüm-)Zerstäubers oder eines Wasser-Zerstäubers für Zimmerpflanzen; hiermit zwei- bis dreimal täglich die Mundregion und die Zunge dreifach besprühen (3 Stöße = ca. 2 ml); um etwas gegen schlechten Mundgeruch zu tun, kann man ein Mundspray mit Pfefferminz-Aroma verwenden;
> zerkleinertem Eis (entspricht ca. 5 ml Wasser) in etwas Gaze eingewickelt, woran man saugen kann;
> einem „Eis-Lolly" (zuckerfrei); kann man kaufen oder mit einem Spezialgefäß, in das Wasser eingefüllt wird, im Gefrierfach selber herstellen;
> feuchte Wattestäbchen mit Zitronengeschmack (rezeptfrei erhältlich). *Vorsicht*: Zitronensaft kann zu Reizungen führen und verursacht Schmerzen bei Rissen in den Schleimhäuten.

2. Mittel, die den Speichelfluss anregen:
> zuckerfreier Kaugummi,
> zuckerfreie Zitronenbonbons,
> spezielle Lutschtabletten (z. B. vom Hersteller Nisita).

3. Mittel, die den Speichel ersetzen: Diese Mittel (rezeptfrei erhältlich) verhindern das Austrocknen der Schleimhäute im Mund mehrere Stunden lang. Das ist ganz besonders wichtig während des Schlafens. Ob man ein Spray oder ein Gel bevorzugt, muss man selbst entscheiden.

Bei Menschen, die durch den Mund atmen, kann dieser trotz der genannten Hilfsmittel trocken werden. Es kann dann hilfreich sein, über dem Bett in Mundnähe einen Befeuchtungsapparat (der Wasser verdampft) aufzuhängen.

4. Mundreinigung zur Verhinderung von Pilzinfektionen: 2–3 mal täglich einen Wattestab für Mundpflege (nicht imprägniert) oder ein Stück Gaze mit alkoholfreier Chlorhexidinlösung oder physiologischer Kochsalzlösung tränken und damit die Zunge, das Zahnfleisch und die übrige Mundschleimhaut abreiben, um alle Beläge zu entfernen.

Anstelle von fertiger physiologischer Kochsalzlösung könnte man auch eine Mischung von ¼ Liter lauwarmem, abgekochtem Wasser mit einem halben Teelöffel Kochsalz herstellen oder Kamillentee verwenden. Dies erfrischt, wenn sich der Mund klebrig anfühlt.

Nicht vergessen: Nach der Mundreinigung sollte Vaseline auf die Lippen aufgetragen werden (auch Butter scheint ein erprobtes Mittel zu sein), damit keine Risse entstehen. Es empfiehlt sich, für das Zähneputzen (wichtig wegen des Mundgeruchs) eine extra weiche (Kinder-)Bürste zu verwenden.

Für ein möglichst beschwerdefreies Sterben mit Hilfe von FVNF ist es unbedingt erforderlich, sich vorher Informationen über Mundpflege zu beschaffen und die dafür nötigen Mittel bereitzustellen. Laut der oben genannten Studie in den Niederlanden hatte jeder Fünfte, der durch FVNF gestorben war, die Informationen vom Hausarzt erhalten und jeder Zehnte von einem Mitglied einer Vereinigung für würdiges Sterben. In anderen Fällen mussten die Informationen erst beschafft werden, als die Entscheidung für FVNF bereits getroffen war. Fast die Hälfte der Verstorbenen hatte Informationen über die Möglichkeiten, den Sterbeprozess erträglicher zu machen, vorher weder erbeten noch erhalten. Dieses Versäumnis hatte für alle Beteiligten eine große Belastung zur Folge.

Man sollte sich darüber im Klaren sein, dass es gegen Durst keine spezifischen Medikamente gibt. Daher ist die Mundpflege so wichtig, und wenn sich trotz derselben nach mehreren Tagen erhebliche Beschwerden entwickeln, wird man versuchen, durch euphorisierende Mittel (z. B. eine sehr niedrige Dosis von 2 mal pro Tag 5 mg Morphin subcutan, Markennamen Kapanol oder Oramorph) sich die Fortsetzung des Flüssigkeitsverzichts zu erleichtern.

Wie bereits erwähnt (Kap. 2.4), gaben drei Viertel der Angehörigen und anderen Befragten an, dass der Tod des durch FVNF Vestorbenen würdevoll gewesen sei. Dies steht im Widerspruch zu der negativen Beschreibung dieses Todes („erniedrigend"), die man zuweilen liest; es heißt dann, jemand sei „verdurstet" oder „verhungert und ausgetrocknet". Dieses durch emotionale Wortwahl geschaffene oder überzeichnete Bild ist einseitig und irreführend, denn in solchen Fällen von „Verdursten" waren nicht einmal die einfachsten Maßnahmen der Mundpflege durchgeführt worden. Der Grund für den entwürdigenden Verlauf im Falle von Frau G. (Kap. 1.3) war, dass weder sie selbst noch ihre Familie die geringste Ahnung davon hatten, wie sie den Sterbeprozess hätten erträglicher machen können. Ihr Hausarzt hatte es versäumt, sie darüber zu informieren und hatte auch nicht für adäquate Palliativpflege gesorgt.

>> Weitere wichtige Maßnahmen

Zusätzlich zur Mundpflege ist der richtige Umgang mit Zahnprothesen wichtig. Diese können Reizungen verursachen, da nach ein paar Tagen kein Speichel mehr fließt. Daher sollten sie nicht mehr benützt werden, außer der Patient legt großen Wert darauf. Wenn Besuch kommt, kann er sie mit Hilfe von künstlichem Speichel einsetzen, um besser auszusehen und verständlicher zu sprechen.

Eine spezielle Anti-Dekubitus-Matratze ist extrem wichtig, um Patienten, die zum Aufstehen zu schwach sind, die langen Stunden des Liegens angenehmer zu machen und um ein Wundliegen zu verhindern. Am besten eignet sich hierfür eine sog. „Wechseldruckmatratze" (z. B. von Novacaire), bei der verschiedene Regionen unterschiedlich stark mit Luft gefüllt werden, so dass die gefährdeten Stellen besonders weich gebettet sind.

Etwa drei Tage vor oder zu Beginn des FVNF ist unbedingt mit einem milden Abführmittel dafür zu sorgen, dass der Darm entleert wird. Wenn man das versäumt, kann es etwa nach einer Woche Probleme geben, denn im Dickdarm häufen sich Verdauungsprodukte an aus der Zeit, als der Patient noch gegessen hat.

Inzwischen ist er aber zu schwach geworden, um stark zu pressen. Bei verstopftem Darm kann es bekanntlich leichter zu Verwirrung und Ängsten kommen, was für alle Beteiligten eine sehr negative Erfahrung ist. Durch solch eine Verwirrtheit kann der Kontakt zu den geliebten Menschen in den letzten Lebenstagen weitgehend zerstört werden.

Ein Katheter ist nicht erforderlich, solange der Patient noch das Bett verlassen kann, um die Toilette zu benutzen. Ist er dafür zu schwach geworden, empfehlen manche einen Blasenkatheter, um die Beeinträchtigungen, die mit der Verwendung von Windeln verbunden sind, zu vermeiden. Andere finden, dass gute Inkontinenzvorlagen weniger unangenehm sind als ein Katheter, zumal im Laufe der Zeit immer weniger Urin ausgeschieden wird. Hin und wieder kommt es allerdings vor, dass ein Patient ca. 10 bis 14 Tage nach dem Beginn von FVNF plötzlich eine große Menge dunklen Urins ausscheidet. Dies ist ein Zeichen dafür, dass Zellen des Muskelgewebes zugrundegehen, wodurch das in ihnen enthaltene Wasser auf einmal ins Blut gelangt und von den Nieren ausgeschieden wird. Dies weist darauf hin, dass der Sterbeprozess nun nicht mehr aufzuhalten ist.

3.2 Ärztliche und palliativ-pflegerische Versorgung bei FVNF

Alte und kranke Menschen nehmen meistens ein oder mehrere Medikamente. Zuweilen fragen sie ihren Arzt, ob sie früher sterben werden, falls sie ein bestimmtes Medikament absetzen. Patienten, die sich für FVNF entschieden haben, beschließen manchmal ohne Rücksprache, sämtliche Medikamente abzusetzen in der Hoffnung, dass der Tod dann rascher eintritt. Bei manchen Medikamenten wie z. B. Insulin oder Diuretika kann dies jedoch zu Problemen führen, die man unbedingt vermeiden sollte. Medikamente sind daher nur nach Beratung durch den Arzt abzusetzen. Der Arzt müsste gegebenenfalls aber die Entscheidung des Patienten, eine Behandlung abzulehnen, respektieren, selbst dann, wenn dem Patienten diese Ablehnung schadet (vgl. Kap. 5.1).

Wenn jemand die in Abschnitt 3.3 besprochenen rechtlich-organisatorischen Vorsorgemaßnahmen ergriffen hat; wenn seine Angehörigen die Gründe für seinen Entschluss verstanden haben und sich bereit erklärt haben, alles ihnen Mögliche zu tun, um ihm seinen letzten Weg zu erleichtern; und wenn er schließlich mit FVNF beginnen will, dann kommt es noch sehr darauf an, ob ein Arzt für die Palliativpflege sorgen wird. Viele Ärzte sind aus Mitgefühl zur Palliativversorgung eines bestimmten Menschen bereit, sobald sie verstehen, warum für diesen als einzige annehmbare Option nur der Tod bleibt. Andere werden es jedoch einfach nicht mit ihrem Gewissen vereinbaren können, das beabsichtigte vorzeitige Sterben durch FVNF mit Palliativmaßnahmen zu unterstützen. Dazu sind sie in Deutschland gemäß den Richtlinien der Bundesärztekammer[1] (siehe auch Kap. 5.6) auch nicht verpflichtet: „Ein Arzt kann […] nicht zu einer seinem Gewissen widersprechenden Behandlung oder zu bestimmten Maßnahmen gezwungen werden."

Andererseits besteht aber eine grundsätzliche Verpflichtung, für die Basisversorgung eines Patienten zu sorgen (da hierzu keine Einschränkungen vermerkt sind, muss dies auch für Patienten bei FVNF gelten): „Unabhängig von anderen Zielen der medizinischen Behandlung hat der Arzt in jedem Fall für eine Basisbetreuung zusorgen. Dazu gehören u. a.: menschenwürdige Unterbringung, Zuwendung, Körperpflege, Lindern von Schmerzen, Atemnot und Übelkeit sowie Stillen von Hunger und Durst."

Zu letzterem wird festgestellt: „[…] Sorge für Basisbetreuung. Dazu gehören nicht immer Nahrungs- und Flüssigkeitszufuhr, da sie für Sterbende eine schwere Belastung darstellen können. Jedoch müssen Hunger und Durst als subjektive Empfindungen gestillt werden."

Wenn der Arzt bei FVNF die Palliativpflege übernimmt, darf er sich also sicher sein, nicht gegen das Gesetz zu verstoßen, und er braucht sich auch keine Sorgen zu machen, gegen das ärztliche Standesrecht, wie es in den Berufsordnungen der Landesärztekammern[1] niedergelegt ist (vgl. Kap. 5.5), zu verstoßen. Dies wäre jedoch sicherlich dann der Fall, wenn der Arzt dem Wunsch eines Patienten nachgeben würde, ihn gleich am ersten oder zweiten Tag nach Beginn von FVNF zu sedieren, um dann unter fortdauernder Sedierung durch Dehydrierung zu sterben. Dann wäre der Arzt nämlich *ursächlich* am Sterben des Patienten beteiligt und es würde sich hierbei möglicherweise um Tötung auf Verlangen (die ja verboten ist), mindestens jedoch um Beihilfe zum Suizid handeln (die von den Ärztekammern bislang abgelehnt wird). Denn der Patient verlöre sofort die „Tatherrschaft" (s. Kap. 5.2) und könnte sich somit später auch nicht mehr umentscheiden.

Wenn ein Arzt die Palliativversorgung bei FVNF nicht übernehmen will, ist man leider gezwungen, nach einem anderen zu suchen, der dazu bereit ist. Dazu ist meistens eine Reihe von Gesprächen nötig, so dass ein gutes gegenseitiges Verständnis erreicht wird. Der Arzt soll begreifen, warum der Wunsch zu sterben so drängend geworden ist, dass man bereit ist, diesen beschwerlichen letzten Ausweg durch FVNF auf sich zu nehmen. Wenn ein Arzt die Gründe dafür versteht, wird nach dem Beginn des Flüssigkeitsverzichts gegenseitiger Respekt den Umgang miteinander bestimmen – selbst dann, wenn Arzt und Patient nicht ganz derselben Meinung sind. Andernfalls kann sich, wie das Beispiel von Frau G. (Kap. 1.3) zeigt, das Verhältnis zwischen Arzt und Patient zu einem regelrechten Machtkampf entwickeln – mit sehr negativen Auswirkungen auf die Qualität der Pflege.

Falls der Patient bereits pflegerisch betreut wird, ist zu klären, ob im Team des Pflegedienstes ein oder mehrere Mitarbeiter(-innen) innerlich bereit sind, sich auf die Begleitung von FVNF ein- bzw. umzustellen, da ja die Hauptaufgabe in der Pflege in der Unterstützung des Weiterlebens besteht. Die für eine Palliativ-Versorgung nötige Kompetenz sollte heutzutage in der Regel bei den Anbietern von Alten-und Krankenpflege vorhanden sein, d. h. dass zumindest einige der Mitarbeiter entsprechende Zusatzausbildungen (in „palliative care", sprich Palliativpflege) erhalten haben (man sollte hiernach allerdings gezielt fragen).

Falls der Patient bisher noch nicht durch Pflegepersonal betreut wurde und nicht einzig und allein auf die Hilfe seiner Angehörigen rechnet, werden diese sich an ein Pflegeteam wenden und versuchen, von ihm professionelle Unterstützung erhalten. Besondere Erfahrung und über das Technische hinausgehende

Unterstützung könnte man im Prinzip von ambulanten Hospizdiensten erhalten. Liegt eine Patientenverfügung des Sterbewilligen vor, in der auch explizit die Möglichkeit aufgeführt wird, durch FVNF vorzeitig aus dem Leben zu gehen, so wird dies in manchen Fällen vielleicht zu einer Hilfszusage des Hospizdienstes führen. Wer die pflegerische Unterstützung übernimmt, muss vom Arzt über die Situation und die erforderlichen Maßnahmen informiert werden.

Im Folgenden soll auf die Rolle von Medikamenten bei FVNF eingegangen werden, (wir gehen also davon aus, dass der Arzt den sterbewilligen Patienten tatsächlich unterstützt). Natürlich wird jeder in Palliativpflege ausgebildete Arzt gemäß den jeweiligen Umständen selber beurteilen, welche Behandlung in Frage kommt. Die nachfolgenden Beispiele sind nicht als allgemeingültige Vorschläge für die Verordnung von Medikamenten zu verstehen. Die geschilderten Fälle sollen nur beispielhaft zeigen, was Ärzten, die über das vom niederländischen Standesrecht Erlaubte nicht hinausgehen wollten, für die palliative Pflege verordneten.

Ungefähr 60 % der von mir erfassten niederländischen Patienten hatten ein Medikament zur Linderung von Symptomen wie Schlaflosigkeit, Angstzuständen, Schmerzen, Verwirrung oder starkem Unwohlsein verordnet bekommen. Einige Ärzte hatten Schmerzmittel verschrieben (z. B. 6 mal täglich 1000 mg Paracetamol oder dreimal täglich ein Zäpfchen mit 50 mg Diclofenac), andere hatten ein Benzodiazepin für die Nacht verordnet (z. B. 20 mg flüssiges Temazepam, in einigen Fällen auch 40 mg). Wenn das Bewusstsein verwirrt war und noch Ruhelosigkeit und/oder Angstzustände hinzukamen, war ein niedrig dosiertes Psychopharmakon (z. B. Haldol 2–5 mg pro Tag intramuskulär oder Nozinan 50–200 mg pro Tag) verschrieben worden.

Im Fall von Herrn R. (Kap. 1.4) kam es am sechsten Tage des Verzichts auf Flüssigkeit zu Beschwerden. Inzwischen war der Arzt zu der Überzeugung gekommen, dass Herr R. tatsächlich sterben wollte. Daher beschloss er am sechsten Tag, die Beschwerden mit Midazolam (4 mal täglich 10 mg subkutan) zu lindern; am achten Tag wurde die Dosis auf 4 mal 15 mg heraufgesetzt. Am neunten Tag kam noch Morphium hinzu (6 mal täglich 10 mg subkutan). Der Hausarzt von Herrn E. hat kein Midazolam subkutan gegeben, sondern am Tag neun ein Fentanylpflaster der niedrigsten Dosis angebracht (Kap. 1.5).

Ungefähr 40 % der Patienten hatten Morphium erhalten, vor allem Krebspatienten (obwohl noch nicht unbedingt in fortgeschrittenem Stadium). Zwei Patienten waren ehemalige Ärzte, die aus religiösen Gründen keine tödlichen Medikamente einnehmen wollten und den Tod durch FVNF gewählt hatten. Beide hatten sich selbst 2 mal täglich 10 mg Morphium oral verordnet, und zwar vom Beginn des FVNF an. Dies geschah also nicht wegen der Schmerzen, sondern um sich in einen angenehmen Zustand zu versetzen. Beide fühlten sich bei gleichbleibender Dosierung wohl, bis sie das Bewusstsein verloren und dann am 13. bzw. 15. Tag starben. Als sie in den letzten Tagen die Tabletten nicht mehr herunterschlucken konnten, wurde ihnen von ihren Kindern die gleiche Dosis Morphium subkutan injiziert.

Für Laien sollte an dieser Stelle angemerkt werden, dass Morphium bei einem Patienten, der seit einigen Tagen praktisch nichts mehr getrunken hat, einen Nachteil haben kann: Die ursprünglich richtige Dosis wird bald zu hoch, weil nun durch die Nieren weniger ausgeschieden wird. Nicht selten führt Morphium dann zu einem Zustand der Verwirrtheit, begleitet von Angst und Halluzinationen. Ärzte erhöhen dann gelegentlich die Morphium-Dosis oder geben zusätzlich ein Benzodiazepin (z.B. Midazolam), um die Angst und Verwirrung wegzunehmen. Es ist Sache der pflegenden Angehörigen oder des Pflegepersonals, den Arzt auf Bewusstseinsveränderungen des Patienten hinzuweisen (denn der Patient kann das in seinem verwirrten Zustand nicht mehr selbst tun), zumal dies den Kontakt zu geliebten Menschen unmöglich macht und so die Chance eines würdigen und bewussten Abschiednehmens verloren geht. Sollte der betreuende Arzt sich nicht so recht im Klaren sein, wie in solch einer Situation zu verfahren ist, sollte er einen Kollegen mit besonderer Erfahrung in „palliative care" zu Rate ziehen.

Es sind also gute Vorbereitungen seitens des Patienten und Fachkenntnisse des Arztes nötig, damit FVNF so günstig wie möglich verläuft. Die meisten Ärzte wissen noch immer zu wenig über einen selbstbestimmten Tod durch FVNF, weil bei ihrer Ausbildung und bei Fortbildungen über die Versorgung Sterbender dem Thema FVNF gar keine oder keine ausreichende Aufmerksamkeit gewidmet wird. Wie in den Niederlanden so dürfte man auch in Deutschland in anerkannten Lehrbüchern der Altenpflege vergeblich nach einem Kapitel über das absichtliche Sterben durch FVNF suchen.[2] Vermutlich gilt generell noch immer die Feststellung von M. Schreier und M. Bartholomeyczik (2004, 61): „Pflegende haben kaum gelernt, die Nahrungsverweigerung als Zeichen eines zu Ende gehenden Lebens zu erkennen und zu akzeptieren." Hierzu stellen die Empfehlungen der Deutschen Gesellschaft für Ernährungsmedizin (DGEM; in einem Buch zu Fragen der künstlichen Ernährung, Weimann et.al. 2009) fest: Es komme vor, dass „im höheren Alter mit fortgeschrittener Hinfälligkeit und angesichts von Vereinsamung und Zukunftsleere Menschen keinen Lebenswillen mehr haben und dann die Nahrungs- und Flüssigkeitsaufnahme einstellen, um zu sterben."; in solchen Fällen sei auf künstliche Ernährung zu verzichten.

Es ist durchaus nötig, sich mit der schwierigen Situation zu befassen, die entsteht, wenn man keinen Arzt findet, der zur Begleitung von FVNF bereit ist. In einigen Fällen meiner Studie ist offenbar FVNF allein unter dem hingebungsvollen Einsatz der Angehörigen durchgeführt worden, die allerdings von einer in „palliative care" ausgebildeten Pflegekraft täglich Rat und Instruktionen erhalten hatten. Es ergeben sich in so einem Fall zwar einige Probleme, doch diese wird jeder überwinden, der fest davon überzeugt ist, dass sich ihm in seiner Situation einzig FVNF für ein „Sterben in Würde" anbietet.

Einige Patienten, die mit Hilfe von FVNF ihr Leben beendeten, hatten vorher einige Schlaftabletten oder andere lindernde Mittel gesammelt für den Fall, dass der Arzt sich später weigern würde, diese zu verordnen. Auf diese Weise wurde tatsächlich eine Auseinandersetzung mit dem Arzt vermieden, aber das Vertrauensverhältnis zu ihm wurde dadurch natürlich nicht verbessert. Man sollte sich z. B. darum kümmern, dass für mindestens 2 Wochen genügend Paracetamol (bis zu sechsmal täglich 1000 mg) und als Schlafmittel Lorazepam (2.5 mg) oder Temazepam (10 mg) vorhanden ist, ehe man mit FVNF beginnt. In vielen europäischen Ländern kann man solche Medikamente ohne Rezept über das Internet beziehen.

Zuletzt zum Finanziellen: Was nicht von einem Arzt verordnet wird, muss man selbst bezahlen, insbesondere den Einsatz von qualifiziertem Pflegepersonal, das Ausleihen einer Antidekubitusmatratze und die Mittel für die Mundpflege.

3.3 Vier wichtige, rechtlich-organisatorische Voraussetzungen für die unbedenkliche Durchführung von FVNF

Viele Dinge, die vorab zu regeln sind, werden umso schwieriger, je später man sich darum kümmert. Nicht nur die dafür benötigte Kraft könnte bei längerem Zuwarten abnehmen; auch die Menschen um einen herum könnten sich z. B., wenn der FVNF-Wunsch ganz plötzlich kommt, überfordert fühlen. Man sollte sich hierüber besser schon einige Zeit vorher einmal klar geäußert haben. Steht in absehbarer Zeit die Aufnahme in ein Pflegeheim o. ä. an oder ist eine häusliche Betreuung mit einem Pflegedienst und/oder Hospizdienst zu arrangieren, so sollte die Frage, ob von den Betreffenden FVNF später mitgetragen würde (falls es denn dazu kommen sollte), vorab geklärt werden. Nur wenn man sich hierbei der Unterstützung sicher sein darf, dürfte man die Beruhigung genießen, dass man „notfalls später" sein Leben selbst beenden kann.

Im Folgenden geht es um mehrere Maßnahmen, die einen eventuellen Versuch, FVNF zu verhindern, unterbinden sowie einem möglichen straf- oder privatrechtlichen „Nachspiel" vorbeugen sollen: Feststellung der Freiverantwortlichkeit der Person, die FVNF durchführen will, Patientenverfügung und Vorsorgevollmacht sowie eine sog. Modifizierung der Garantenpflicht.[3] Hat man diese Vorkehrungen getroffen, so sind die Risiken auf ein Minimum reduziert, und man kann mit dem eventuellen „Restrisiko" dann gelassen umgehen. Zu bedenken ist, dass es nicht einzig um ein eventuelles behördliches Nachspiel geht, sondern dass es leider – wie bei Erbfragen nicht selten – auch zu Konflikten unter Angehörigen eines Sterbenden oder

Verstorbenen kommen kann. Daher ist es auch dringend anzuraten, dass jemand, der durch FVNF sterben will, rechtzeitig ein Testament gemacht hat. Es wäre fatal, an seinem Testament im Zuge von FVNF womöglich noch Änderungen vorzunehmen; dies könnte jemanden geradezu herausfordern, hinterher einen Streit vom Zaune zu brechen.

Unsere Empfehlungen sind besonders wichtig für Situationen, in denen sich der Sterbewillige noch nicht in der Endphase einer zum Tode führenden Krankheit befindet. Was damit gemeint ist, sollen drei Beispiele zeigen: Jemand hat nach einem Schlaganfall erhebliche irreversible Lähmungen, seine Kommunikationsfähigkeit ist jedoch nicht ernstlich beeinträchtigt; oder jemand leidet an fortgeschrittener Multipler Sklerose bzw. der Parkinsonkrankheit.

Den Zusammenfassungen von Kapitel 5.1 bis 5.3 ist zu entnehmen, dass die Beihilfe zur Selbsttötung einer einsichtsfähigen Person strafrechtlich nicht verboten ist, bei Ärzten hingegen von den Kammern derzeit als „unethisch" bewertet wird. Ob letzteres sich auch auf FVNF bezieht, ist noch nicht geklärt, was auch damit zusammenhängt, dass es Situationen gibt, bei denen wohl viele FVNF nicht mit Selbsttötung gleichsetzen würden. Wenn z. B. bei einem hospizlich betreuten Patienten das Sterben nahe ist, erscheint es naheliegend, Sterbefasten als natürlichen Tod zu betrachten. Zudem gibt es einen prinzipiellen Unterschied zwischen dem, was man gemeinhin als ärztliche Beihilfe zur Selbsttötung versteht, und einer ärztlich-palliativen Begleitung von FVNF, der sich ganz einfach auf den Punkt bringen lässt: Jeder kann FVNF von sich aus tun. Der Arzt verschafft einem im Falle von FVNF kein tödliches Medikament; er gewährt lediglich palliative Unterstützung (vgl. Kap. 5.6). Wir halten es somit für äußerst unwahrscheinlich, dass eine Kammer den Arzt wegen Unterstützung von FVNF zur Rechenschaft ziehen wird.

Freiverantwortlichkeit: Jemand, der sich anschickt, vorzeitig mit Unterstützung anderer in den Tod zu gehen, muss diese Entscheidung den Betreuungspersonen und seinem Arzt möglichst bald mitteilen und begründen. Pro und contra sind in einer Reihe von Gesprächen abzuwägen, und hierdurch sollte auch klar werden, ob der Sterbewillige seine Entscheidung »freiverantwortlich« getroffen hat. Angehörige oder andere Betreuungspersonen sollten sich also bewusst sein, dass sie den Patienten in seinem Wunsch, nunmehr durch FVNF aus dem Leben zu gehen, nur dann unterstützen dürfen, wenn sie sich sicher sind, dass dieser Wunsch nicht einer kaum nachvollziehbaren, ganz plötzlichen Regung entspringt, die darauf hindeutet, dass dieser Wunsch nicht wirklich wohl erwogen sowie ernst gemeint und von Dauer ist.[4] Problematisch ist es auch, wenn man den Eindruck bekommt, dass der Patient gemäß seiner eigenen, bisherigen Einstellung „eigentlich" noch nicht so weit ist, dass er bereits jetzt sterben „sollte". Eine einfühlsame und zugleich vernunftgemäße Bewertung könnte sehr schwierig sein, zumal auch die eigenen Gefühle (z. B. die Schwierigkeit, „loszulassen") immer mit im Spiel sind. Wenn beispielsweise ein Kind des Sterbewilligen große Probleme mit dem geplanten FVNF hat oder dies womöglich verhindern möchte, dürfte es hilfreich sein, die Beratung durch einen Experten in Anspruch zu nehmen.

Hierfür schlagen wir einen Weg vor, der in derartigen Situationen bislang wohl kaum gewählt wird, uns aber dennoch zweckmäßig erscheint: Man versuche (wie schon zu Beginn von Kap. 1 angesprochen) einen psychologischen Psychotherapeuten mit längerer Berufserfahrung dafür zu gewinnen, mit dem Patienten und denen, die ihn betreuen (Angehörige, ggf. auch eine Pflegeperson), Gespräche zu führen. Es gibt dafür entweder die Form der sog. Beratung, in der kein Therapieziel verfolgt wird, oder sog. probatorische Sitzungen, die zunächst zu einer ersten Beurteilung der Situation führen, um möglicherweise eine Therapie zu beginnen[5]. Natürlich muss man mit der Möglichkeit rechnen, dass der Patient sich dem nur ungern unterzieht oder dieses Vorgehen rundherum ablehnt. Man kann ihn aber vielleicht doch dazu bewegen, wenn man ihn darüber aufklärt, dass ein irgendwie gearteter *Beleg* seiner Freiverantwortlichkeit (s. Kap. 5.4) sehr wichtig ist für diejenigen, die ihm bei FVNF später beistehen werden. Vor allem ein Arzt darf und wird zur Kooperation mit einem Patienten nicht bereit sein, wenn er dessen Freiverantwortlichkeit als nicht gegeben ansieht. Die psychotherapeutische Beratung würde gegebenenfalls auch erweisen, dass Freiverantwortlichkeit vorliegt[6].

Zur Feststellung der Freiverantwortlichkeit des Patienten lässt sich vorab die folgende Auffassung vertreten: Wenn der Arzt die Kooperation ausschließlich aus ethischen Gründen ablehnt, also eventuelle Zweifel an der Freiverantwortlichkeit gar nicht ausspricht, so wird dies bei eventuellen gerichtlichen Folgen mindestens als gewichtiger Anhaltspunkt dafür dienen, dass dieser Arzt die Freiverantwortlichkeit des Sterbewilligen nicht in Zweifel gezogen hat. Wenn aber der Arzt den Patienten bei FVNF begleiten wird, dann sollte er abwägen, ob er sich von einem Kollegen bestätigen lässt, dass die Freiverantwortlichkeit des Patienten nicht anzuzweifeln ist. Besteht hierzu eine Unklarheit, dann sollte ein geeigneter Facharzt den Patienten untersuchen. Hierfür käme z. b. ein internistischer Gerontologe, ein Neurologe mit psychiatrischer Zusatzausbildung oder ein Anästhesist mit palliativmedizinischer Erfahrung in Betracht, sofern man keinen Psychiater kennt, dem man dies anvertrauen möchte[7, 8]. Abschließend sei hier noch auf die im folgenden Abschnitt angesprochene Einschaltung eines Notars hingewiesen, die in den weniger komplizierten Fällen als Alternative zur ärztlichen Begutachtung in Betracht kommt.

Patientenverfügung und Vorsorgevollmacht: Jemand, der langfristig FVNF in Betracht zieht, sollte dies klar und so früh als möglich in einer *Patientenverfügung* (PV) zum Ausdruck bringen, auch wenn eine PV primär für eine Situation gedacht ist, in der man seinen Willen nicht mehr klar äußern kann. Diese PV gibt dem Arzt eine zusätzliche Absicherung, wenn er den Patienten bei FVNF begleiten wird, denn sie belegt, dass diese Absicht nicht eine plötzliche, erst aus der Verzweiflung geborene Idee ist (obwohl auch dann FVNF vollkommen rechtens wäre!). Sie ist ganz besonders anzuraten, ehe man sich z. B. in ein Altersheim aufnehmen lässt. Unbedingt nötig ist diese PV auch dann, wenn ein Patient mit FVNF beginnen möchte, jedoch kein Arzt ihn dabei betreuen will. Zur Erstellung einer Patientenverfügung gibt es spezielle Beratungsangebote von den verschiedensten Verbänden, von denen wir als Beispiel hier nur den Humanistischen Verband Deutschland erwähnen wollen, da dessen emanzipatorische Grundhaltung und die von diesem Buch verfolgte Linie in hohem Maße übereinstimmen und er gegenwärtig wohl als einziger die Option FVNF in seine Beratung einbezieht.[9] Unabhängig davon, ob bereits eine PV existiert oder nicht, kann man von dem im Anhang enthaltenen Vordruck für eine akute, speziell auf FVNF bezogene Verfügung Gebrauch machen, die optional auch eine Modifizierung der Garantenpflicht beinhaltet (vgl. unten).

Man sollte auch unbedingt einer Vertrauensperson eine Vorsorgevollmacht erteilen, damit diese stellvertretend Entscheidungen bezüglich der Behandlung fällen kann, wenn man dazu später nicht mehr in der Lage ist, denn früher oder später kommt es bei FVNF zwangsläufig zu dieser Situation. Dieser (bzw. diese) Bevollmächtigte wird dafür sorgen, dass die Bestimmung der PV, keine künstliche Ernährung zu beginnen, respektiert wird, ebenso wie die Ablehnung einer Einlieferung in ein Krankenhaus. Diese Bevollmächtigung ist äußerst wichtig, auch wenn es schwierig sein könnte, jemanden für diese Aufgabe zu finden, falls hierfür weder Kinder zur Verfügung stehen noch eine andere Person, zu der bereits ein Vertrauensverhältnis besteht. Es sollte in der Vorsorgevollmacht ausdrücklich erwähnt werden, dass der Bevollmächtigte die Einwilligung in lebensverlängernde Maßnahmen verweigern oder widerrufen darf.

Man kann die Vorsorgevollmacht auch notariell absichern, was ihr hinreichendes Gewicht verliehe, wenn jemand die zugrundeliegende Einsichtsfähigkeit in Zweifel ziehen sollte oder der Streitfall sogar vor das Betreuungsgericht käme. Wenn man hierauf jedoch verzichtet, z. B. weil dies mit erheblichem Aufwand oder bedenklichen Verzögerungen verbunden ist, führt dies in der Regel zu keinem Nachteil[10].

Modifizierung der Garantenpflicht: Der behandelnde Arzt und die betreuenden Angehörigen sind als sog. *Garanten* in besonderem Maße verpflichtet, für das Wohl ihres Patienten zu sorgen (vgl. Kap. 5.3). Wenn sie zur Begleitung bei FVNF bereit sind, kann man ihnen zu einer speziellen rechtlichen Absicherung verhelfen mittels einer *Modifizierung der Garantenpflicht*. Sie läuft darauf hinaus, dass der Arzt bzw. die Angehörigen nun nicht mehr dazu verpflichtet sind, der Verlängerung seines Lebens zu dienen, da dies ja dem aktuellen Patientenwillen widerspräche. Man sollte dem Arzt bzw. den Angehörigen solch eine Erklärung (siehe Vordruck im Anhang) anbieten und es ihnen überlassen, ob sie in Anbetracht der konkreten Situation darauf Wert legen oder nicht[11]. Es ist durchaus den Versuch wert, zur Erstellung dieses Dokuments einen Notar hinzuzuziehen, zumal dies nicht kostspielig ist und der Notar gegebenenfalls auch einen Hausbesuch machen wird. Der eine Vorteil läge darin, dass ein Notar hierzu nur dann bereit ist, wenn er den Eindruck hat, dass der Patient begreift, was er hier tut (die Freiverantwortlichkeit würde somit indirekt bezeugt). Der andere Vorteil ist, dass hinterher niemand behaupten kann, jemand von den Angehörigen habe den Patienten gedrängt und ihm sozusagen die Feder geführt (zumal es sich nur um das Ausfüllen eines Formulars und die Unterschrift handelt). Man muss allerdings auf die Möglichkeit gefasst sein, dass man nicht im ersten Anlauf einen Notar findet, der hieran mitwirken will. Es wird u. a. davon abhängen, wie gut der Betreffende mit dem juristischen Problemfeld vertraut ist, besonders mit dem *Grundprinzip* von Patientenverfügungen: dass nämlich ein Mensch u. U. nicht mehr weiterleben *will*, obwohl ein Weiterleben dank ärztlicher Kunst noch möglich wäre.

3.4 Zusammenfassung der Maßnahmen, die den Verlauf von FVNF erleichtern und juristisch absichern

In dieser abschließenden Zusammenfassung wollen wir noch einmal auf die Faktoren eingehen, die hilfreich sind, um durch FVNF in Würde aus dem Leben zu gehen.

1. Mentale Vorbereitung auf das Ende des Lebens: Damit FVNF als Weg aus dem Leben einen guten Verlauf nimmt, ist die erste und wichtigste Voraussetzung das Akzeptieren des eigenen Todes. In welcher Weise ein Mensch sich innerlich auf den nahe bevorstehenden Tod vorbereitet, hängt von seiner Weltanschauung ab. Dieses Buch beschäftigt sich jedoch hauptsächlich damit, wie ein selbstbestimmtes und würdiges Sterben verlaufen kann, und geht deshalb auf die mentale Vorbereitung nicht näher ein.

2. *Zustimmung von Angehörigen und – wenn möglich – vom Arzt zum Entschluss, durch FVNF zu versterben:* Selbst wenn jemand in der Lage ist, den eigenen Tod als etwas Unvermeidbares zu akzeptieren, ist vielleicht einer (oder sind mehrere) der Angehörigen dazu nicht bereit. Dies kann zu einem Konflikt darüber führen, ob und wie der Entschluss zu sterben in die Tat umgesetzt werden soll. In solchen Fällen ist es ganz besonders wichtig, dass der Arzt eine Diskussion mit der Familie anregt, damit gemeinsam ein Ausweg gesucht werden kann. Auch die Möglichkeit einer psychologisch-psychotherapeutischen Beratung sollte man in Betracht ziehen.

3. *Umgang mit Hunger und Durst:* Viele Erfahrungsberichte belegen, dass jemand, der nichts mehr isst, nach zwei bis vier Tagen kein Hungergefühl mehr hat, vorausgesetzt er trinkt nur Wasser. Sobald aber kleine Mengen an Kohlenhydraten aufgenommen werden, z. B. der in Erfrischungsgetränken oder in Kaugummi enthaltene Zucker, kann sich das Hungergefühl wieder einstellen.

Wenn jemand aufhören will zu trinken, ist die beste Methode nicht so eindeutig. Plötzlich überhaupt nichts mehr zu trinken fällt extrem schwer. Für viele ist es offenbar leichter, die Aufnahme von Flüssigkeit schrittweise zu reduzieren. Man kann z. B. von den üblichen 1,5 Litern Flüssigkeit ausgehend[12] die tägliche Menge jeweils um etwa die Hälfte reduzieren, so dass man nach wenigen Tagen bereits bei einem Volumen von 50 ml angekommen ist, wie man es in der Folge weiterhin täglich mit der Mundpflege aufnimmt. Es ist aber auch möglich, die Flüssigkeitsaufnahme „nach Gefühl" zu reduzieren (wie es Frau B. machte, die nach drei Wochen verstarb; siehe Kap. 1.2).

4. *Mundpflege:* Die Mundpflege ist von allen praktischen Maßnahmen die wichtigste, da ohne sie der FVNF normalerweise kaum zu ertragen ist. Entscheidend ist, dass die Mundpflege von

Anfang an sorgfältig durchgeführt wird, sonst bilden sich durch das Austrocknen der Schleimhäute wunde Stellen und Geschwüre im Mund, die nicht mehr heilen. Abschnitt 3.1 erklärt im Detail sowie in einer Kurzübersicht, wie man das Austrocknen des Mundes verhindern, Pilzinfektionen vermeiden und sich ab und zu Erfrischungen leisten kann. Manchmal ist es auch möglich, mit einem über dem Gesicht des Patienten aufgehängten Verdunstungsgerät die Luft zu befeuchten. Zahnprothesen sollten möglichst nicht mehr im Mund verbleiben.

5. *Weitere praktische Maßnahmen:* Wird ein Patient zuhause gepflegt, muss eine Anti-Dekubitus-Matratze ausgeliehen werden (auf Rezept bei Sanitätshäusern u. a. erhältlich). Zu Beginn von FVNF sollte man für die Entleerung des Darms sorgen, da es sonst möglicherweise zu einer Verstopfung kommt. Bei manchen Patienten ruft dies Verwirrung hervor. Ein Katheter ist normalerweise nicht erforderlich; ggf. kann man Inkontinenzvorlagen verwenden.

6. *Medikamente zur Verbesserung des Befindens und zur Schmerzbekämpfung:* Morphium kann das Befinden verbessern, kann beim Patienten aber auch zu Verwirrung führen. In diesem Fall sollte es abgesetzt bzw. die Dosis verringert werden. Falls allerdings ein Patient wegen eines schweren Leidens ohnehin Morphium erhält, so könnte die Verringerung der Dosis für ihn sehr unangenehm werden. Es ist ein bekanntes Phänomen in der Palliativpflege, dass Patienten weniger über Schmerzen klagen, wenn sie es selbst in der Hand haben, wie oft und in welcher Dosierung sie ein Schmerzmittel nehmen. Einige Ärzte verordnen in der Anfangsphase keine derartigen Medikamente. Sie sind nämlich der Meinung, der Patient müsse zunächst beweisen, dass er wirklich sterben will, indem er die erste Tagen des FVNF ohne jede Unterstützung durch Medikamente durchhält.

7. *Rechtlich-organisatorische Vorbereitungen:* Zunächst muss für Angehörige und Arzt zweifelsfrei feststehen, dass der Patient seine Entscheidung, nunmehr vorzeitig aus dem Leben zu

scheiden, freiverantwortlich getroffen hat. Liegt *keine* (in mehreren Tagen oder wenigen Wochen) zum Tode führende Erkrankung vor, ist es einiger Mühen wert, dies von einem Dritten, dessen Urteil juristisch gesehen Gewicht hat (etwa einem psychologischen Psychotherapeuten), schriftlich bestätigen zu lassen. In jedem Falle muss der Entschluss, durch FVNF zu versterben unter Zeugen abgegeben, und er sollte unbedingt schriftlich (als akute Patientenverfügung) niedergelegt werden. Zusätzlich ist, wenn irgend möglich, einer Vertrauensperson eine Vorsorgevollmacht zu erteilen. Außerdem sollte den betreuenden Angehörigen und dem Arzt, welcher Beistand leistet, eine Modifizierung der Garantenpflicht angeboten werden (ein Vordruck hierfür sowie für eine akute Patientenverfügung ist im Anhang zu finden).

Diese Zusammenfassung beansprucht keine Vollständigkeit. Häufige Besuche durch den Arzt sowie die Unterstützung durch eine in Palliativpflege erfahrene Pflegekraft werden für den Patienten und seine Familie eine große Entlastung sein. Ihre Unterstützung hilft sicherzustellen, dass das Durstgefühl erträglich bleibt und dass der Sterbende, der zwar viele Stunden döst oder schläft, auch immer wieder (so lange dies noch möglich ist) einige Zeit bei klarem Bewusstsein ist.

3.5 Hinweise für die Durchführung von FVNF zuhause

Notwendige Vorbereitungen vor Beginn des FVNF:

1. Der Wunsch des Patienten, durch FVNF vorzeitig aus dem Leben zu gehen, sollte in einem Schreiben an den Arzt (mit Datum und Unterschrift) dargelegt werden. In dieser *Patientenverfügung* muss auch die Anweisung enthalten sein, dass keine lebensverlängernden Maßnahmen und keine Rehydrierung vorzunehmen sind und dass einer Einweisung in ein Krankenhaus nicht zugestimmt werden darf.
2. Eine Person muss als *Bevollmächtigte(r)* bestimmt werden; sie erhält eine Kopie der Patientenverfügung.

3. Die Modifizierung der *Garantenpflicht* (s. Anhang) ist vorzunehmen.
4. **Feststellung der *Freiverantwortlichkeit***

Außer den bereits in der vorstehenden Zusammenfassung aufgeführten Punkten ist in diesem Falle noch zu beachten:

5. Die Situation ist geduldig mit *dem Pflegeteam* zu besprechen und zu beraten. Dieses soll Personen vorschlagen, die sich auf die Begleitung von FVNF einzustellen bereit sind und die für eine Palliativ-Versorgung nötige Kompetenz besitzen. Diese müssen sich nötigenfalls von kompetenter Seite über die Einzelheiten der Mundpflege unterrichten lassen.
6. Die *Mittel* für die *Mundpflege* müssen verfügbar sein. Diejenigen, die die Pflege übernommen haben, müssen sich von kompetenter Seite über die Einzelheiten der Mundpflege unterrichten lassen.

Nachdem der Patient aufgehört hat zu trinken:

7. Ein *Berichtsheft* ist anzulegen, in dem täglich alle Maßnahmen und wichtigen Vorkommnisse festgehalten werden. Die pflegenden Personen müssen wissen, wen sie zu verständigen haben, falls unerwartet Veränderungen im Befinden des Patienten auftreten.
8. Mit dem *Arzt* sind, wenn möglich, Absprachen zu treffen betreffs seiner Besuche und seiner Verfügbarkeit.
9. Der Arzt sollte möglichst Tag für Tag bestimmen, ob und welche *Medikamente* einzunehmen sind, falls unangenehme Symptome (Angst- oder Erregungszustände, Atemprobleme u. a.) auftreten sollten.

Bei Erfüllung sämtlicher Punkte sind die bestmöglichen Voraussetzungen für ein friedliches Sterben durch FVNF zuhause gegeben. Abschließend noch der Hinweis auf etwas Selbstverständliches: Man sollte auf alle erfüllbaren Wünsche des Patienten eingehen und keine Mühe scheuen, ihm diese letzte Zeit so angenehm wie möglich zu machen.

4 Fasten und Flüssigkeitsverzicht: Änderungen im Stoffwechsel, subjektive Erfahrungen und Vertretbarkeit bei nicht mehr einwilligungsfähigen Patienten

Boudewijn Chabot

Manchen Laien könnte dieses Kapitel Schwierigkeiten bereiten. Daher werden die wichtigsten Punkte am Ende jedes Abschnitts kurz zusammengefasst.

4.1 Änderungen im Stoffwechsel bei striktem Fasten

Mir sind keine Untersuchungen bekannt über Stoffwechsel-Änderungen bei Personen, die auf jegliche Nahrungs- und Flüssigkeitsaufnahme zu verzichten begannen, um damit den Eintritt des Todes zu beschleunigen. Das kann kaum überraschen, denn eine bewusste Entscheidung, mit Essen und Trinken aufzuhören, um so seinem Leben ein Ende zu setzen, wird von vielen als Versuch einer Selbsttötung angesehen, den es zu verhindern gilt. Daher wurden die Vorgänge, welche beim freiwilligen Verzicht auf Nahrung und Flüssigkeit zu einem vorzeitigen Tode führen, nie direkt untersucht. Deshalb musste ich die pathophysiologischen und biochemischen Zusammenhänge, die den Verlauf von FVNF kennzeichnen, aus der Erforschung anderer Situationen erschließen.

Es liegen viele Untersuchungen über die metabolischen Aspekte des klinischen Langzeit-Fastens als Therapie von Fettleibigkeit vor. Strenges Fasten aus religiösen oder politischen Gründen (Hungerstreik) ist ebenfalls untersucht worden. Die Vorgänge, wie sie in diesem Abschnitt beschrieben werden, wurden hergeleitet von den Forschungen an diesen drei Gruppen, hauptsächlich allerdings von Untersuchungen über Fasten als Therapie von Fettleibigkeit, wobei das Trinken *nicht* eingeschränkt wird.

Unter normalen Bedingungen bezieht der Körper seine Energie aus der Verbrennung von Kohlenhydraten wie z. B. Stärke, die im Stoffwechsel in Glukose (Traubenzucker) überführt werden. Beim Fasten schaltet der Stoffwechsel gewöhnlich nach 24 bis 72 Stunden auf Fettverbrennung um, und mit der Zeit werden dann auch Proteine abgebaut. Das Hungergefühl verschwindet nach einigen Tagen, sofern das strenge Fasten beibehalten wird. Das ist jedoch nicht der Fall, wenn immer noch ab und zu Kohlenhydrate aufgenommen werden. Jedes bisschen Zucker zum Beispiel, das mit Getränken aufgenommen wird, stört den Ablauf, wie er unten beschrieben wird (Sullivan 1993).

Während der Fettverbrennung, die nach ein paar Tagen beginnt, produziert der Körper Ketone (Abbauprodukte von Fettsäuren), von denen man annimmt, dass sie eine analgetische (schmerzlindernde) Wirkung haben. Diese lässt sich in Tierversuchen nachweisen: Man beobachtet eine erhöhte Schmerzschwelle in Gegenwart dieser Substanzen (Cahill 1970, Kerndt 1982, Owen 1983). Zu Beginn des Fastens sind die Proteinreserven noch nicht betroffen und der Glukosespiegel im Blut bleibt normal. Erst nach einer Zeit, die von Person zu Person variiert (von wenigen Tagen bis zu einer Woche), fällt der Blutzuckerspiegel tatsächlich ab, und die Verbrennung stellt sich zunehmend um von Glukose auf freie Fettsäuren (aus den Fettreserven) und Aminosäuren (aus den Lebervorräten). Das Gehirn beginnt, Glukose aus Aminosäuren herzustellen (Glukoneogenese).

Hat das Fasten etwa eine Woche angedauert, so schaltet die Energieversorgung vollständig auf Ketone um. Die Nieren haben dadurch weniger Harnstoff zu bewältigen. Nach einer Weile des Fastens (die Zeitdauer ist ungewiss) beginnt der Körper, Endorphine zu produzieren, also Substanzen, die auf die Stimmung eine Morphin-ähnliche Wirkung haben (Hamm et al. 1985). Dies ist der physiologische Hintergrund der Erfahrungen beim religiösen Fasten, welche beweisen, dass Fasten einen Zustand des Sich-Wohlfühlens oder eine Euphorie herbeiführen kann.

Nachdem die Fettreserven verbrannt sind, müssen die Proteinreserven verwendet werden, beginnend mit den Muskelproteinen, was eine weitere Schwächung verursacht. Wird keine Flüssigkeit aufgenommen, geht die Urinproduktion auf ein Minimum zurück, der Stuhlgang hört gänzlich auf und die Schleimsekretion in Lunge und Atemwegen nimmt ab. Dies bringt einem Sterbenden oft Erleichterung, da ihm die Kraft fehlt für elementare körperliche Akte wie Husten oder Pressen beim Stuhlgang.

Der Proteinabbau hat eine vermehrte Produktion von Harnstoff zur Folge, welcher von den Nieren nicht mehr ausgeschieden werden kann, wenn keine Flüssigkeit mehr aufgenommen wird. Das führt dazu, dass der Harnstoffspiegel im Blut stark ansteigt, was eine angenehme Schläfrigkeit hervorruft. Wenn jemandem dies nicht gefällt und er es vorzieht, weiterhin Phasen geistiger Klarheit zu haben und sich während dieser mit seinen Lieben zu unterhalten, dann kann er versuchen, das durch die Aufnahme kleiner Mengen Flüssigkeit zu erreichen. Das führt zur Ausscheidung von Harnstoff im Urin, die Harnstoffkonzentration im Blut fällt ab, und das Bewusstsein kann dann klar werden. Dies verlängert allerdings den Sterbeprozess, doch manche Patienten bevorzugen klare Momente bis kurz vor dem Tode.

Wird der Flüssigkeitsverzicht aufrechterhalten, dann kommt es schließlich zu Veränderungen der Natrium- und Kaliumkonzentration im Blut. Man nimmt an, dass dies letzlich die Todesursache ist. Der Übertritt von Kalium-Ionen durch die Zellmembran in die Herzzellen verursacht eine Arrhythmie (ventrikuläre Fibrillation; d.h. die Herzzellen zucken unkoordiniert, so dass keine Pumpbewegung mehr möglich ist), die sofort zum Tode führt. Dies geschieht im tiefen Schlaf.

Zusammenfassung

Bei FVNF führt das strikte Fasten dazu, dass der Körper Substanzen (Ketone, Endorphine) produziert, die die Stimmung heben und Schmerzen lindern können. Nach einiger Zeit des Flüssigkeitsverzichts kann von den Nieren kein Harnstoff mehr ausgeschieden werden. Es ist noch nicht bekannt, nach wie vielen Tagen die erhöhte Harnstoffkonzentration im Blut zu Schläfrigkeit führt. Die Veränderungen im Stoffwechsel unterscheiden sich stark von Person zu Person, und dementsprechend variieren auch die zeitlichen Abläufe.

4.2 Erfahrungen mit stark reduzierter Flüssigkeitsaufnahme bei korrekter Mundpflege

In diesem Abschnitt geht es vorrangig um die Folgen einer rigorosen Begrenzung der Flüssigkeitsaufnahme, soweit hierzu bisher Forschungsergebnisse vorliegen. Zuerst werfen wir einen Blick auf die wenigen Untersuchungen, die unter Labor-Bedingungen an gesunden Leuten durchgeführt wurden, die das Trinken für kurze Zeit komplett einstellten. Als nächstes gehen wir auf todkranke Patienten ein, die in amerikanischen Hospizen den Tod durch *bewussten* Verzicht auf Essen und Trinken vorzeitig herbeigeführt hatten. Zuletzt geht es um klinische Befunde bei ebenfalls todkranken Patienten, die infolge der sich verschlimmernden Krankheit, *spontan* zu essen und zu trinken aufhörten.

In der hier diskutierten Literatur fand sich eine experimentelle Studie über klinische Dehydrierung bei Gesunden (Phillips et al. 1984). Ältere, gesunde Männer (Alter um 70 Jahre) sowie gesunde jüngere Männer (Alter 20 bis 30 Jahre) erhielten unter Laborbedingungen 24 Stunden nichts zu essen und zu trinken. Beide Gruppen wurden bezüglich subjektiver und physiologischer Parameter miteinander verglichen. Es zeigte sich, dass im Durchschnitt die älteren Männer erheblich weniger unter Durstgefühlen litten und dass sie nach 24 Stunden weniger begierig waren, etwas zu trinken, um das Flüssigkeitsdefizit wieder auszugleichen. Dies ist ein starkes Indiz dafür, dass ältere Leute eine höhere Durstschwelle haben.

Der Selbstversuch des Arztes Stanley Terman, in dem er 96 Stunden lang weniger als 40 ml Flüssigkeit pro Tag und keinerlei Nahrung zu sich nahm (er war damals 62 Jahre alt), wurde im Kapitel 3.1 bereits beschrieben. Terman prüfte dabei detailliert verschiedene Möglichkeiten der Mundpflege, die er während seines Versuches alle ausprobierte, um festzustellen, welche Variante für ihn am effektivsten war. Diclofenac, welches er wegen eines Wirbelsäulen-Problems einzunehmen hatte, konnte er sich während seines Selbstversuchs mittels Zäpfchen verabreichen. Dank verschiedener Mittel für Mundpflege war es ihm möglich, den Flüssigkeitsverzicht aufrecht zu erhalten: „Verzicht auf

Nahrung und Flüssigkeit [...war für mich] wirklich etwas Friedliches [...], z. T. dank einer sanften Eintrübung meiner Bewusstseinsfunktionen nach ein paar Tagen" (Terman 2007). Er führte dies auf die Ketone zurück, die während des strikten Fastens produziert werden (vgl. Kap. 4.1).

Diese Beobachtungen, die an Gesunden bei einer *temporären* Dehydrierung gemacht wurden, entsprechen der Erfahrung bei einer *andauernden* Dehydrierung im Falle einer älteren Frau (Kap. 1.2, Frau B.). Diese litt nicht an einer lebensbedrohenden Krankheit und hatte, um den Tod schneller herbeizuführen, die Aufnahme von Nahrung und Flüssigkeit beendet. Der Flüssigkeitsverzicht wurde von dieser Frau als erträglich empfunden, nicht zuletzt deshalb, weil eine gute Mundpflege gewährleistet war.

Wie beurteilen Hospiz-Schwestern, die todkranke Patienten versorgten, den Sterbeprozess nach einer bewussten Entscheidung des Patienten, Nahrung und Flüssigkeit abzulehnen? Ganzini und Kollegen (2003) verschickten einen Fragebogen an alle (429) erfahrenen Hospiz-Schwestern (von denen 33 % nicht antworteten) in Oregon und fragten sie nach ihrer Erfahrung mit einem Patienten, der bewusst auf Nahrung und Flüssigkeit verzichtete, mit dem sie diese Entscheidung diskutierten und den sie selber betreuten. Ganzini erhielt von 307 Schwestern Informationen über 126 Fälle, die noch nicht lange zurücklagen und bei denen folgendes Kriterium für das Vorliegen eines freiwilligen Verzichts auf Essen und Trinken zum Zwecke des Sterbens erfüllt war:

„Freiwilliger Verzicht auf Nahrung und Flüssigkeit (FVNF) beschreibt die Handlung eines Patienten, der freiwillig und bewusst die Aufnahme aller Nahrung und Getränke einstellt in der primären Absicht den Eintritt des Todes zu beschleunigen. Dies schließt solche Fälle aus, in denen die Aufnahme aller Nahrung und Getränke aus anderen Gründen erfolgt wie z. B. Appetitverlust oder krankheitsbedingter Unfähigkeit zu essen oder zu trinken."

Diese 126 Patienten befanden sich sämtlich in Hospizen. 102 von ihnen starben als Folge des Fastens und der Dehydrierung. 16 von ihnen (13 %) gaben den Versuch wieder auf, meist aufgrund des dringenden Wunsches von Familienmitgliedern. In acht Fällen war nicht bekannt, ob der Patient das Fasten aufrechterhalten oder abgebrochen hatte. Das Durchschnittsalter der Patientengruppe war 74 Jahre; sie enthielt etwas mehr Frauen als Männer. Die Lebenserwartung zu Beginn des Fastens wurde bei 47 % auf mehr als einen Monat eingeschätzt, bei 45 % nur auf 1–4 Wochen. Die Diagnose war Krebs (60 %), eine neurologische Erkrankung (24 %) oder ein Herzerkrankung (16 %). Die durchschnittliche Dauer (ab Beginn des Fastens) bis zum Todeseintritt betrug 10 Tage, und 85 % dieser Patienten verstarben innerhalb von 15 Tagen. Die Gründe der Patienten (laut Angaben der Krankenschwestern) für ihren Entschluss, durch FVNF zu sterben, wurden verglichen mit denen von Patienten in Oregon, die ärztliche Sterbehilfe in Anspruch genommen hatten. Es gab keine relevanten Unterschiede bei den Antworten der beiden Gruppen mit einer Ausnahme: Das Bedürfnis, den Sterbeprozess zu kontrollieren, war größer in den Fällen von ärztlich unterstützer Selbsttötung als in denen von FVNF.

Wir wissen nicht, wie häufig die Ärzte in diesen Fällen FVNF früher oder später mit palliativen Medikamenten erleichtert haben. Jedenfalls bewerteten diese Hospiz-Schwestern die „Qualität" des Sterbens dieser Patienten im Mittel als „gut" (d. h. mit 8 auf einer Skala von 1 bis 9).

Zusammenfassung

Einige empirische Befunde sprechen dafür, dass ältere Personen unter Durst nicht so stark leiden wie jüngere. Einem Einzel-Bericht zufolge entwickelt eine ältere (d. h. über 60 Jahre alte) Person bei einem 4-tägigen komplettem Verzicht auf Flüssigkeit höchstens ab und zu ein „recht unangenehmes" Durstgefühl (d. h. eine Einschätzung von 5 auf einer Skala von 0 bis 10), wenn eine sorgfältige Mundpflege gewährleistet ist. Hospiz-Schwestern in Oregon bewerteten bei einer Erhebung die „Qualität" des Sterbens von Patienten, welche den Todeseintritt durch FVNF beschleunigten, im Mittel als „gut". Etwa 13 % der Patienten, die sich in Hospizen in Oregon entschlossen hatten, durch FVNF aus dem Leben zu gehen, hatten mit dem Trinken dann doch wieder begonnen, häufig auf Druck von Angehörigen.

4.3 Patienten, die spontan die Aufnahme von Nahrung und Flüssigkeit verringerten

Zwei prospektive Studien (d. h. vorausschauend geplante klinische Studien, in denen die Parameter von Interesse definiert werden, bevor die Daten ermittelt werden) befassten sich mit Krebspatienten, die in Hospizen gepflegt wurden und die spontan angefangen hatten, immer weniger zu essen und zu trinken. Dies dauerte Wochen bis Monate, und am Ende hatten sie fast ganz mit dem Essen und Trinken aufgehört (McCann et al. 1994, Vullo-Navich et al.1998). Die Patienten in beiden Studien unterscheiden sich zwar von den Personen (siehe Kap. 1), die bewusst aufhörten, zu essen und zu trinken, mit dem ausdrücklichen Wunsch, den Tod schneller herbeizuführen. Ich glaube jedoch, dass es dennoch nützlich ist, diese gründliche Untersuchung von McCann zu diskutieren. Sie ergab, dass das Beenden des Trinkens bei einem Krebspatienten sich mit einem guten Befinden verträgt, vorausgesetzt, er erhält die bestmögliche Mundpflege.

McCann und Kollegen (1994) untersuchten, wie es sich auf das Befinden von sterbenden Patienten in Hospizen auswirkt, wenn diese nach und nach immer weniger essen und trinken. Sie stellten Beobachtungen an 32 „terminalen"[1] Krebspatienten zusammen, d. h. Patienten bei denen alle Behandlungsmöglichkeiten erschöpft waren, die eine Lebenserwartung von weniger als drei Monaten hatten und die bis kurz vor ihrem Tod bei klarem Bewusstsein waren (denn sie mussten mehrmals am Tag über ihr Hunger- und Durstgefühl befragt werden). Das Durchschnittsalter der Patienten betrug 75 Jahre (Streubreite 44 bis 92); die durchschnittliche Verweildauer im Hospiz betrug 40 Tage (Streubreite 4 bis 99 Tage). Beschränkungen bei der Ernährung wurden aufgehoben, und jeder Patient erhielt, was immer sie oder er wollte; es bestand jedoch kein Zwang, dies dann auch zu sich zu nehmen. Allergrößte Aufmerksamkeit wurde der Mundpflege und der Verabreichung schmerzlindernder Mittel gewidmet, jedoch versuchte man zu vermeiden, dass die Patienten schläfrig wurden.

22 von 32 Patienten äußerten nie ein Hungergefühl und 11 von ihnen empfanden Hunger nur „anfangs". Ein Durstgefühl wurde nur im Anfangsstadium der Flüssigkeitsreduktion und nur von 20 der 32 Patienten bemerkt. In sämtlichen Fällen konnten die Empfindungen von Hunger, Durst sowie Trockenheit im Mund gemildert werden durch kleine Mengen Flüssigkeit, z. B. in Form eines zerkleinerten Eiswürfels oder einfach durch Befeuchten von Lippen und Zunge. Die Flüssigkeitsmenge, die für die Milderung des Durstgefühls benötigt wurde, war viel geringer als die Menge, die man gebraucht hätte, um einer Deyhdratation vorzubeugen. In etwa einem Drittel der Fälle empfanden die Patienten immer wieder Durst, doch dies konnte jedes Mal durch die Mundpflege erheblich gelindert werden. Eine „Gesamt-Befindlichkeit" wurde für diese Patienten abgeschätzt. Bei vier von ihnen gab es zeitweilig „einige Unannehmlichkeiten", während bei den übrigen praktisch ein permanentes Wohlbefinden herrschte, was dem intensiven Einsatz des Pflegeteams zu danken war. Eine Folgestudie kam zu ganz ähnlichen Ergebnissen (Vullo-Navich et al. 1998).

Es ist erstaunlich, dass fast keine Forschungen darüber angestellt wurden, was der entscheidende Auslöser für Durstgefühle bei Schwerkranken sein könnte. Die Studien, über die wir hier berichtet haben, beziehen sich auf Krebskranke, die ja von sich aus oft mit dem Essen aufhören. Die Flüssigkeitsaufnahme wird oft ebenfalls reduziert, von den üblichen 1,5 auf weniger als 0,5 Liter pro Tag. Manche Ärzte vermuten, dass die Konzentration des Natriums im Blut für das Durstgefühl bestimmend sei (Billings 1985). Sie behaupten, wenn eine Dehydratation isotonisch verlaufe – also die Natriumkonzentration im Normbereich bleibt –, enstehe das Durstgefühl nur dadurch, dass den Schleimhäuten im Mund Flüssigkeit entzogen worden ist. Messungen im Blut von Hospiz-Patienten mit einer ausgeprägten Dehydratation ergaben jedoch, dass selbst bei zu hoher oder zu niedriger Natriumkonzentration nicht zwangsläufig ein Durstgefühl besteht (Viola et al. 1997, Vullo-Navich et al. 1998). Es ist möglich, aber nicht erwiesen, dass bei Patienten in den letzten Wochen des Lebens wegen der sich abspielenden pathologischen Prozesse auch andere Faktoren für das verminderte Durstempfinden verantwortlich sind.

Zusammenfassung

Bei Krebspatienten, die in Hopizen spontan begonnen hatten, die Aufnahme von Nahrung und Flüssigkeit zu reduzieren, konnte das Wohlbefinden in fast allen Fällen durch folgende Maßnahmen aufrechterhalten werden: Gabe von kleinen Mengen Flüssigkeit wie sie etwa in einem kleinen Eiswürfel enthalten ist (etwa 5 ml pro Eiswürfel, dies kann man drei bis vier mal täglich machen); oder Befeuchtung der Lippen und der Zunge durch Einsprühen (entspricht weniger als 2 ml, dies kann man, solange man wach ist, jede Stunde machen). Einige Kliniker vertreten die Meinung, dass das Durstgefühl vornehmlich durch eine abnorme Natriumkonzentration im Blut hervorgerufen wird, doch hat klinische Forschung an Patienten bei denen alle Behandlungsmöglichkeiten erschöpft waren und die eine Lebenserwartung von weniger als drei Monaten hatten, dies nicht bestätigt. Nach dem gegenwärtigen Informationsstand wird Durstgefühl bei schwer kranken oder älteren Menschen, die aufgehört haben, zu essen und zu trinken, hauptsächlich durch ein Austrocknen der Mundschleimhäute erzeugt.

4.4 Beenden der Flüssigkeitsversorgung bei nicht mehr einwilligungsfähigen Patienten: Forschungsergebnisse

Sehr viel häufiger als der freiwillige Verzicht auf Essen und Trinken wird in der Medizin und in der Medizinethik die Frage des Verzichts auf die Gabe von Flüssigkeit bei sehr kranken Patienten diskutiert, die man nicht mehr befragen kann und die somit nicht mehr einwilligungsfähig sind. Oft können die betroffenen Patienten nur mit künstlicher Flüssigkeitszufuhr noch einige Zeit am Leben erhalten werden. Nicht immer liegt eine Patientenverfügung vor, die zu diesem Punkt eine klare Maßgabe enthält. Ist verfügt, dass auf künstliche Ernährung und Flüssigkeitsversorgung zu verzichten ist, so ergeben sich nicht nur bei medizinischen Laien, sondern auch bei Ärzten sowie dem Pflege- und Hospizpersonal noch immer große Unsicherheiten: Läuft die Befolgung dieser Anordnung nicht darauf hinaus, dass man einen schon schwer Leidenden am Ende des Lebens „grausam verdursten lässt"?

Ärzte und Pflegende werden mit Sicherheit auch FVNF sehr danach beurteilen, wie sie über die hier behandelte Thematik informiert sind, welche Erfahrungen sie hierzu selbst bereits gemacht haben und von welchen nicht-medizinischen, also weltanschaulichen und insbesondere ethischen Vorstellungen sie ausgehen. Die Beratung zu FVNF, welche die Angehörigen eines Sterbewilligen von Ärzten und Pflegenden bei der Entscheidungsfindung erhalten, wird hiervon stark abhängen.

Wir geben zunächst einen Überblick über einige Studien, die sich mit derartigen Fragen, vor allem bei dementen Patienten, befasst haben, und beenden dieses Kapitel mit drei Fallbeispielen, in welchen Flüssigkeitssubstitution beendet wurde und daraufhin ein Sterben ohne Leiden beobachtet wurde. Vorab ist allerdings festzustellen, dass bei dieser Thematik ein Umdenken eingesetzt hat, d. h. dass der Verzicht auf Flüssigkeitssubstitution nicht mehr generell mit „Verdursten-Lassen" gleichgesetzt wird (Ahronheim/Gasner 1990, de Ridder 2010). In Deutschland scheint der Stand der Forschung zu dieser Thematik noch wenig Beachtung zu finden. Deshalb – aber wohl nicht nur deshalb – bestehen in dieser Frage bei vielen Ärzten und Pflegenden noch ganz erhebliche Unsicherheiten. Die nachfolgenden Informationen und ausführlichen Literaturhinweise sollen hierzu Entscheidungshilfen bieten.

>> Unterlassen und Beenden künstlicher Flüssigkeitsversorgung

Im Folgenden wird der Einfachheit halber die Formulierung „Verzicht auf künstliche Ernährung und Flüssigkeitsversorgung" (VKEF) verwendet, wenn man mit solch einer Versorgung entweder gar nicht beginnt oder sie (nachdem sie eine Zeitlang durchgeführt wurde) beendet. Von 2001 bis 2002 wurde eine Zufallsauswahl von Totenscheinen aus Belgien, Dänemark, Italien, den Niederlanden, Schweden und der Schweiz untersucht (Van der Heide et al. 2003, Bosshard et al. 2005). Ärzte, die (anonym) zu antworten bereit waren, wurden gebeten, einen Fragebogen auszufüllen, der sich auf ihre Entscheidungen kurz vor dem Tode des Patienten bezog. Die wichtigste Frage lautete: „Entschieden Sie sich, eine medizinische Behandlung (1) vorzuenthalten oder (2) zu beenden, wobei Sie die Möglichkeit oder Gewissheit in Betracht zogen, dass dies den Todeseintritt beschleunigen würde?" Wenn der Arzt mit „Ja" antwortete, wurde er gebeten, diese Behandlung (die beendet wurde) zu nennen und die Verkürzung der Lebenszeit abzuschätzen.

VKEF kam häufiger vor als das Beenden anderer lebensverlängernder Maßnahmen und war auch weiter verbreitet, z. B. bei 18 % der Todesfälle in der Schweiz und bei 38 % in Italien (im Durchschnitt für die sechs Länder bei 22 % der Todesfälle). Hierzu kam es hauptsächlich bei älteren Patienten in Pflegeheimen. Die Entscheidung wurde meistens vorher mit den Angehörigen des Patienten diskutiert (von 70 % der Fälle in Schweden bis zu 94 % in den Niederlanden; Durchschnitt für die sechs Länder: 83 %). Nur in fünf Prozent der Fälle wurde von den Ärzten eine Verkürzung der Lebenszeit von mehr als einem Monat vermutet. Für Großbritannien und Australien ergaben andere Erhebungen, dass dort häufiger als in den erwähnten Ländern entschieden wird, auf eine lebensverlängernde Behandlung entweder von vornherein zu verzichten oder eine solche zu beenden (Seale 2009, Kuhse et al. 1997). Obwohl man sich in Deutschland – leider – nicht an der Europa-Studie über Entscheidungen zum Behandlungsabbruch beteiligt hat, ist nicht zu vermuten, dass solche Entscheidungen hier nur sehr selten getroffen werden.

>> Unterlassen von künstlicher Flüssigkeitsversorgung bei dementen Patienten

Bei Patienten mit Alzheimer-Demenz oder anderen Arten von Demenz nimmt die Bereitschaft, zu essen und zu trinken, meist im Laufe der Zeit ab. Viele können dies irgendwann nicht mehr allein und sind dann auf Hilfe angewiesen. Irgendwann tritt die Situation ein, dass die orale Versorgung mit Nahrung und Flüssigkeit nicht mehr ausreichend möglich ist (Mitchell et al. 2009) und somit zu entscheiden ist, ob künstliche Ernährung und Flüssigkeitsversorgung durch eine perkutane endoskopische Gastrostomie (PEG), eine durch die Nase führende Magensonde oder – in Akutsituationen – z. B. eine intravenöse Infusion erfolgen soll (Pasman 2004).

Ob man bei solchen Patienten zu diesen Maßnahmen übergehen soll, ist in den USA eine schon länger intensiv diskutierte Frage (Lo/Dornbrand 1984, Meyers/Grodin 1991, Printz 1992, Ahronheim 1996, Sheimann/Pomerantz 1998). Solch eine Entscheidung ist schwierig und komplex, da es einerseits schlechthin um die Lebensgrundlage geht und man andererseits noch immer nicht sicher ist, ob der Verzicht auf entsprechende Maßnahmen den Patienten trotz guter Betreuung Leiden verursacht. Hinzukommt, dass andere anstelle des Patienten die Entscheidung zu treffen haben, weil es oft sehr schwierig, wenn nicht unmöglich ist, die Wünsche des Patienten in einer derartigen Situation noch festzustellen.

Studien in den USA zeigen, dass „tube feeding" (meist als Einsatz einer PEG) bei Patienten mit gravierenden kognitiven Einschränkungen in 4 bis 45 Prozent der Pflegeheime vorkommt (Ahronheim et al. 2002, Teno et al. 2002). Die zwei häufigsten dafür angegebenen Gründe waren: Man wollte einer Aspiration,

d. h. dem Übertritt von Nahrung und/oder Flüssigkeit in die Atemwege („Verschlucken") vorbeugen (dies führt bei diesen Patienten oft zu einer Lungenentzündung), und man hoffte, dass die Maßnahme das Leben verlängern werde. Allerdings haben mehrere Studien gezeigt, dass Aspiration durch Einsatz einer PEG *nicht* verhindert werden kann, ja sogar eine der hierbei in Betracht zu ziehenden *Komplikationen* ist (Peck et al. 1990, Finucane/Bynum 1996, Finucane et al. 1999, Huang et al. 2000, Li 2002). Mehrere weitere Untersuchungen in den USA haben darüber hinaus gezeigt, dass durch das Legen einer PEG bei dementen Patienten in Pflegeheimen die Überlebenschancen *nicht* steigen (Sanders et al. 2000, Mitchell et al. 1997, Mitchell/Tetroe 2000, Meier et al. 2001, Murphy/Lipman 2003). Die restliche Lebenszeit (also die Zeit zwischen der Entscheidung, die künstliche Versorgung mit Nahrung und Flüssigkeit zu geben oder zu unterlassen, und dem Tode des Patienten) variierte bei den verschiedenen Studien zwischen einem und sechs Monaten, und zwar unabhängig davon, ob eine PEG zum Einsatz kam oder nicht. Zudem geht aus verschiedenen weiteren Übersichtsartikeln hervor, dass eine PEG für diese Patienten mehr Leid als Annehmlichkeit bedeutet und zu sehr belastenden Komplikationen führen kann (Finucane et al. 1999, Huang et al. 2000, Gillick 2003). Im gleicher Sinne äußerte sich auch der Münchner Palliativmediziner G. D. Borasio, zitiert im Deutschen Ärzteblatt.[2]

Die geschilderten Befunde aus den USA sprechen sehr dafür, dass bei schwer dementen Patienten VKEF die richtige Entscheidung sein kann.

In den Niederlanden führten Pasman und Mitarbeiter eine prospektive und eine deskriptive Untersuchung über Unterlassen künstlicher Ernährung und Flüssigkeitsversorgung bei *schwer* Dementen durch (Pasman et al. 2005, bzw. Thé et al. 2002). Zu der Zeit, als eine Entscheidung zu treffen war, litten zwei Drittel der Patienten unter einer akuten Erkrankung wie z. B. einem Schlaganfall, einer Infektion der unteren Atemwege oder einer Harnwegsinfektion. Bei 178 dementen Patienten in 32 verschiedenen Pflegeheimen wurde auf künstliche Ernährung und Flüssigkeitsversorgung von vorneherein verzichtet. Die meisten von ihnen waren Frauen. Ihr mittleres Alter betrug

85 Jahre. Solch eine Entscheidung ist, zumindest für niederländische Ärzte, nicht ganz so schwierig wie die, mit einer bereits laufenden Behandlung wieder aufzuhören. Dies gilt im übrigen auch für den Abbruch von technisch aufwendigen Interventionen wie z. B. künstliche Beatmung oder Dialyse (Oorschot/Simon 2008).

Gut die Hälfte (59 %) dieser 178 Patienten verstarben innerhalb einer Woche, 28 % bereits nach ein bis zwei Tagen. Diese kurze Überlebenszeit spricht sehr dafür, dass die Patienten sich bereits in einem sehr schlechten Zustand befanden und dem Tode nahe waren. Ob eine Fortsetzung der künstlichen Ernährung und Flüssigkeitsversorgung in diesen Fällen den Tod noch hinausgeschoben hätte, ist sehr fraglich. Nur 15 % der Patienten überlebten länger als sechs Wochen; offenbar hatten sie von selber wieder zu essen und trinken begonnen.

Die Entscheidung, künstliche Ernährung und Flüssigkeitsversorgung vorzuenthalten, war anscheinend vor allem für die Angehörigen der Patienten problematisch. Die meisten Familien brauchten einige Zeit, um sich auf die kritische Situation des Patienten und seinen bevorstehenden Tod einzustellen. Wenn die betreuenden Ärzte mit der Entscheidung jedoch etwas warteten und der Familie genug Zeit ließen, sich mit dem bevorstehenden Tod zu befassen, wurde die Entscheidung fast immer einvernehmlich getroffen.

Pasman (2004) sieht bei derartigen Entscheidungen Unterschiede zwischen niederländischen und amerikanischen Ärzten. Ärzte, die in den *Niederlanden* Pflegeheime betreuen, sind im allgemeinen darauf eingestellt, dass Patienten mit schwerer Demenz unvermeidlich auf eine Verschlechterung ihres Gesundheitszustandes zusteuern und irgendwann sterben werden. Nach ihrer Meinung sollten diese Patienten zwar pflegerisch gut versorgt werden; „aggressive" Maßnahmen und Eingriffe sollten ihnen jedoch erspart bleiben. Überdies besteht bei der wichtigen Frage, ob Unterlassen von Flüssigkeitsversorgung dem schwer dementen Patienten Schmerzen bereitet, Übereinstimmung, dass dies nicht der Fall ist und die Patienten danach friedvoll versterben (Dutch Association of Nursinghome Physicians: NVVA 1997, Inspectorate for Health Care 1999, Health Council 2002).

Statt dieser Einstellung des „Hinweggehen-Lassens" in den Niederlanden herrscht in anderen Ländern, vor allem in den USA, die Einstellung vor: „Man unternimmt alles, was man noch kann" (McInerney 1992, Mehr et al. 2003). Hinzu kommen allerdings andere Faktoren, wie finanzielle Zuschüsse für „tube feeding"-Patienten, welche die Entscheidung pro künstliche Ernährung und Flüssigkeitsversorgung stark beeinflussen, gerade in den USA (Mitchell 2003).

>> **Künstliche Hydratation terminaler Patienten**[1]

Schließlich sollte ich der Vollständigkeit halber noch erwähnen, dass es auch Untersuchungen darüber gibt, ob das Wohlbefinden terminaler, nicht mehr ansprechbarer Patienten durch künstliche Hydratation verbessert werden kann. Die vorherrschende Folgerung, die in der Literatur aus diesen Studien gezogen wird, ist, dass dies generell nicht der Fall ist (Printz 1992, Bernat et al. 1993, Fainsinger/Bruera 1997, Viola et al. 1997, Pepersack/Binsbegen 2003, Cassarett et al. 2005, Ganzini 2006, Borasio 2009). Pepersack und Binsbergen äußern sich hierzu in ihrem Schlusswort expliziter als andere:

> „Künstliche Ernährung und Hydratation eines terminalen Patienten ist eine nutzlose Behandlung, die dessen Wohlbefinden nicht förderlich ist, hingegen zu Komplikationen führen kann. Die Beendigung dieser Maßnahmen kann das Gefühl des Wohlergehens stärken. Künstliche Ernährung terminaler Patienten ist deshalb weder medizinisch noch ethisch zu rechtfertigen."

Zusammenfassung

Künstliche Ernährung und Flüssigkeitsversorgung von vornherein zu unterlassen oder zu beenden (VKEF) scheint in Westeuropa eine durchaus gebräuchliche Entscheidung (am Lebensende schwer kranker Patienten) zu sein. Aus

> mehreren Studien über solche Entscheidungen in den USA ergibt sich, dass durch das Legen einer PEG bei schwer dementen Patienten die Überlebenschancen offenbar nicht steigen. Gemäß einer Studie über demente Patienten in den Niederlanden stimmen die betreuenden Ärzte bei der wichtigen Frage, ob Unterlassen künstlicher Ernährung und Flüssigkeitsversorgung dem Patienten Schmerzen bereitet, darin überein, dass dies nicht der Fall ist. Die Entscheidung, darauf zu verzichten, war anscheinend vor allem für die Angehörigen der Patienten problematisch. Diese benötigten Zeit und wiederholte Erklärungen seitens des Arztes, um zu akzeptieren, dass die Verfassung des schwer dementen Familienmitgliedes sich nur noch verschlimmern konnte und dass mit dessen baldigem Tod zu rechnen war.

4.5 Beenden der Flüssigkeitsversorgung bei nicht mehr einwilligungsfähigen Patienten: drei Fallbeispiele

An deutschen Kliniken bestehen noch immer große fachliche, aber auch rechtliche Unsicherheiten, wenn über das Beenden von lebenserhaltenden Interventionen zu entscheiden ist. Dies gilt erst recht, wenn es um VKEF geht. Gerade die Versorgung mit Nahrung und Flüssigkeit wird auch in der Sterbephase der Patienten noch häufig als Teil einer unverzichtbaren Basisversorgung gesehen. Jeder einzelne Fall, der zu entscheiden ist, muss mit großer Sorgfalt abgeklärt werden, wobei es nicht ausschließlich um die medizinische, sondern auch um die menschliche Dimension geht (Patientenwunsch, Informieren und Beraten von Angehörigen).

Gerade in Pflegeheimen kann in manchen Fällen eine Indikation für eine versuchsweise Flüssigkeitssubstitution übersehen werden (Schmidlin 2008). Eine vorübergehende Substitution (in Heimen vorzugsweise durch Hypodermoclyse, d. h. ein subkutanes Depot) mit sorgfältiger Beurteilung der Effekte kann eine schwierige Entscheidungssituation manchmal erleichtern (Richter 2006, Schmidlin 2008). Durstempfinden scheint durch Flüssigkeitssubstitution zwar nur in einer Minderheit der Fälle gelindert zu werden (wobei allerdings andere Nachteile für den Patienten entstehen können), aber es muss in jedem Einzelfall diese Möglichkeit in die Entscheidungsfindung einbezogen werden. Bei Krankheitszuständen mit Bewusstseinsstörungen und eindeutig bekannter Ursache kann z. B. ein erfahrener Neurologe meistens feststellen, ob Leiden empfunden wird, empfunden werden könnte oder ausgeschlossen werden kann, nachdem bei einem Patienten auf eine Flüssigkeitssubstitution verzichtet worden ist. Im Folgenden werden drei Fälle vorgestellt (nach Spittler 2005a, b, sowie private Korrespondenz), in denen VKEF bei schwer kranken Patienten zu einem leidensfreien, friedvollen Versterben führte.

>> **Flüssigkeitsverzicht bei fortschreitender Krebserkrankung**

Eine 56-jährige Patientin liegt drei Jahre nach der Diagnose eines Mamma-Karzinoms mit Metastasen an Gehirn und Rückenmark im Hospiz.[3] Ihr geistiger Zustand hat sich allmählich so weit verschlechtert, dass eine regelmäßige Kontaktaufnahme und eine eigene, regelmäßige und ausreichende Flüssigkeitsaufnahme nicht mehr möglich sind. Da keine Aussicht auf Genesung besteht, bestimmt die gesetzliche Betreuerin, dass auf eine künstliche Ernährung und Flüssigkeitsversorgung (z. B. mittels PEG) verzichtet wird. Vor einer künstlichen Ernährung hatte sich die Patientin früher nämlich immer gefürchtet. Die Eintrübung nimmt zu und die Patientin verstirbt acht Tage später, ohne dass Medikamente zur Sedierung (z. B. Barbiturate, Midazolam, Morphin) gegeben worden sind. Ein Leiden unter Durst ist zu keinem Zeitpunkt beobachtet worden.

Die Patientin war also in der Kenntnis der zum Tode führenden Erkrankung ins Hospiz gegangen und befand sich zum Zeitpunkt der Entscheidung, auf Flüssigkeit zu verzichten, bereits am Beginn ihrer Sterbephase. Mithin war die Situation für das Hospiz ethisch unproblematisch. Die gesetzlich bestellte Betreuerin hat sich im Sinne der Patientin für den Flüssigkeitsverzicht entschieden; der Arzt stimmte dem zu, und eine gute Pflege und Beobachtung auf mögliches Leiden waren gewährleistet.

>> Flüssigkeitsverzicht nach Eintritt tiefer Bewusstlosigkeit

Eine 59-jährige Patientin stürzt zu Hause die Treppe hinunter und kann gerade noch den Krankenwagen alarmieren. Auf der Fahrt ins Krankenhaus muss sie wegen eines Herz-Kreislauf-Atemstillstandes wiederbelebt werden. Im Krankenhaus wird zunächst ein Bruch des zweiten Halswirbels festgestellt. Zwei Tage später bemerkt man, dass es zu einer Hirnschwellung als Folge eines zwischenzeitlich eingetretenen Sauerstoffmangels gekommen ist. Nach elf Wochen befindet sich die Patientin in einem Zustand tiefer Bewusstlosigkeit. Sie zeigt nur minimale Reflexbewegungen auf äußere Reize (Hustenreflex beim Absaugen) und keine Zuwendungsreaktionen. Sie ist vollständig abhängig von künstlicher Beatmung.

Der Sohn, dem die gesetzliche Betreuung obliegt, entscheidet, dass seiner Mutter nunmehr keine Flüssigkeit mehr gegeben werden soll. Dies steht im Einklang mit dem früher gegenüber den Angehörigen nachdrücklich geäußerten Willen der Patientin. Nach einer neurologischen Begutachtung wird dies vom Vormundschaftsrichter genehmigt. Sie wird in ein Hospiz verlegt. Hier wird auf jegliche Flüssigkeitsgabe verzichtet. Keine der betreuenden Personen erkennt irgendwelche Anzeichen von Leiden und die Patientin verstirbt friedvoll innerhalb von zwölf Tagen, ohne dass eine Sedierung notwendig war.

Möglicherweise hätte diese Patientin noch längere Zeit in einer Art Wachkoma weiterleben können bzw. müssen. Der begutachtende Neurologe war sich sicher, dass ein Verzicht auf Flüssigkeitsgabe im Falle dieser Patientin kein Leiden mehr verursachen werde. Die sorgfältige Pflege im Hospiz ermöglichte einen friedvollen Verlauf. Der Flüssigkeitsverzicht erwies sich hier für alle Beteiligten als überzeugendes, richtiges Verfahren.

>> **Flüssigkeitsverzicht nach schwer behinderndem Schlaganfall**

Eine 74-jährige Patientin hat sich nach einem ausgedehnten Schlaganfall (ischämischer Insult) mit einer Hemiparese (Halbseitenlähmung) rechts und einer kompletten Totalaphasie (d. h. sie spricht kein Wort, befolgt keine einzige Aufforderung) stabilisiert. Sie ist wach, blickt ratlos und verständnislos, umarmt die Töchter gelegentlich mit dem gesunden Arm und kann schluckweise trinken. Nach Anlage einer PEG wird sie nach Hause entlassen. Aufgrund einer hinreichend deutlich formulierten, vom Hausarzt mitunterschriebenen Patientenverfügung entscheiden sich beide Töchter gemeinsam, Flüssigkeit ausschließlich über den Mund zu geben. Der Arzt trägt diese Entscheidung mit und verordnet die Unterstützung durch einen externen Pflegedienst. Anfangs nimmt die Mutter noch ca. 100 ml Flüssigkeit pro Tag auf, schiebt dann aber die Schnabeltasse teilweise mit einem Vorstülpen der Lippen weg. Allmählich sinkt sie immer mehr in ein „Verdämmern", und sie verstirbt nach zehn Tagen. Unter guter häuslicher Pflege ist zu keinem Zeitpunkt ein Leiden an Durst zu beobachten. Medikamente zur Sedierung (z. B. Morphin, Midazolam) wurden nicht gegeben.

Der betreuende Pflegedienst war sehr beunruhigt, und dies führte zu heftigen Diskussionen. Nach den Grundsätzen der Bundesärztekammer (BÄK, Kap. 5.6) „soll" außerhalb der Sterbephase, also bei noch längerer Lebenserwartung, Nahrung und Flüssigkeit gegeben werden. Was das Verhalten des Arztes betrifft, so kann man hier argumentieren (wie in Kap. 5.6 bezüglich FVNF): Was er *de facto* tat, kann nicht als eine für das Sterben *ursächliche* Mitwirkung aufgefasst werden, denn er *half* der Patientin lediglich, auf humane Weise zu sterben. Im übrigen lag eine, zwar nicht exakt zutreffende, aber in ihrer Willensbekundung eindeutige Patientenverfügung vor. Daher war der Verzicht auf Flüssigkeitsgabe, die – unter Nutzung der PEG – auf unabsehbare Zeit hätte fortgeführt werden können, durchaus vertretbar.

Zusammenfassung

Zuhause sowie in manchen Hospizen scheint der Verzicht auf Flüssigkeitssubstitution gegebenenfalls eher unterstützt zu werden als in Kliniken, wie die geschilderten Fälle illustrieren. Obwohl der Verzicht auf Flüssigkeitssubstitution in manchen Fällen weit fortgeschrittener Erkrankung nach heutzutage vorherrschender medizinischer Sicht zulässig sowie auch rechtlich nicht zu beanstanden ist, muss noch immer damit gerechnet werden, dass dies bei Ärzten, vor allem in Kliniken, auf Widerstand stößt. Dies, obwohl vieles dafür spricht, dass der Flüssigkeitsmangel für den Sterbenden in der Regel kein Leid bedeutet.

5 Rechtliche Fragen zum beabsichtigten, vorzeitigen Versterben durch Verzicht auf Nahrung und Flüssigkeit

Christian Walther

Aus rechtlicher Sicht stellt sich FVNF als eine *Selbsttötungshandlung* (Suizid) dar, wofür es keine Rolle spielt, dass der Tod durch eine Unterlassung herbeigeführt wird und diese Form des Sterbens zugleich als ein natürlicher Weg aus dem Leben angesehen werden kann (vgl. Kap. 6.5). Abgrenzung zu allen Tötungshandlungen, die unser Rechtssystem kennt, ist dabei das Merkmal der vom eigenen Willen getragenen, selbstbestimmten und selbst-durchgeführten Beendigung des eigenen Lebens. Wir betrachten als Erstes die Rechtslage in Deutschland, dann die Position der Bundesärztekammer und gehen zuletzt auf die Situation gegenüber der Krankenkasse sowie auf das Ausstellen des Totenscheins ein. All diese Themen fallen in die Kompetenz der sog. Rechtsmedizin und bei weitergehenden Fragen sind entsprechende Fachbücher zu konsultieren. Dabei ist allerdings zu bedenken, dass FVNF (da nahezu unbekannt) in diesen bislang praktisch nicht thematisiert wird und man daher auf Darlegungen zu Suizid bzw. Suizidhilfe angewiesen ist (sehr ausführlich und differenziert z. B. bei Dettmeyer 2009).

Deren Übertragbarkeit auf FVNF wird zuweilen angezweifelt, und dies ist nicht verwunderlich, wenn man bedenkt, dass es beim Sterben durch FVNF eben eine große „Bandbreite" von Situationen gibt und daher die Ansprüche eines Sterbenden und seiner Angehörigen, Betreuer etc. hinsichtlich einer rechtlichen Absicherung des Vorhabens fallweise verschieden sein können. Man vergegenwärtige sich hierzu zwei extrem unterschiedliche Beispiele, nämlich einen hochbetagten, noch relativ gesunden Menschen, der eines Tages durch FVNF dem eventuellen Hineingleiten in eine Demenz vorbeugen will, und einem bereits in ein Hospiz überführten Krebskranken, der möglichst bald mit Hilfe von FVNF sterben möchte.

Vorab ist festzustellen, dass es in Deutschland keine eigene strafgesetzliche Regelung zur Problematik des Suizids, insbesondere der Beihilfe zum Suizid gibt. „Es bestehen rechtstheoretische Grauzonen, wie aus teilweise diametral gegensätzlichen Auffassungen von Juristen bei einzelnen Fragen zu ersehen ist. Für eine gesetzliche Klarstellung fehlt der politische Wille. Ganz deutlich wird dies z. B. in der Begründung zur (inzwischen gescheiterten) Initiative dreier Bundesländer (Deutscher Bundesrat 2006), organisierte „geschäftsmäßige" Sterbehilfe zu verbieten. Dort heißt es u. a.: „Es besteht kein hinreichender Anlass, durch eine weitergehende Strafvorschrift schwierige und ungeklärte Fragen der Strafbarkeit einer Beteiligung an fremdem Suizid aufzugreifen." Dies begünstigt Verwirrung, die oft noch gesteigert wird durch die terminologische Unschärfe des häufig verwendeten Begriffs „Sterbehilfe", der (wenn eine Klarstellung unterlassen wird) sowohl die Beihilfe zur Selbsttötung (rechtlich zulässig) als auch die Tötung auf Verlangen (strafbar) beinhaltet.

5.1 Rechtliche Ausgangsbasis

Für den, der sein Leben beenden will, den „Suizidenten", ist die Rechtslage in Deutschland *grundsätzlich* klar. Gestützt auf die Art. 1 und 2 GG steht es in der Bundesrepublik Deutschland jedem Menschen frei, über seinen Körper und sein Leben, und damit auch über dessen Beendigung durch ihn selbst, frei zu bestimmen. Ferner dürfen Ärzte Eingriffe in die körperliche Integrität nur mit Zustimmung des Patienten vornehmen, selbst dann wenn das Unterlassen eines Eingriffs (oder einer anderen Behandlung) dem Patienten schaden würde. Ein Suizident begeht eine nur gegen sich selbst gerichtet Handlung, und nach heutigem Rechtsverständnis kann daher niemand mehr – anders als früher – wegen des Versuchs, Hand an sich zu legen, bestraft werden.[1]

5.2 Unterstützungshandlungen Dritter beim Suizid

Aus rechtlicher Sicht bedeutsamer, weil teilweise strafbar, sind Unterstützungshandlungen Dritter beim Suizid. Zwar scheidet eine Strafbarkeit wegen Beihilfe zu einem Suizid mangels Strafbarkeit des Suizides als „Haupttat" aus, denn Beihilfe ist immer nur dann strafbar, wenn die Tat, zu der Hilfe geleistet wurde, mit Strafe bedroht ist. In jedem konkreten Fall muss jedoch unterschieden werden, ob jemand sich zum Suizid *freiverantwortlich* (siehe Kap. 5.4) entscheidet oder dies erkennbar *nicht* der Fall ist, so dass Dritte zur Verhinderung des Vorhabens (bzw. Rettung nach versuchtem Suizid) verpflichtet sind. Für die strafrechtliche Beurteilung ist somit entscheidend, wer die sog. „Tatherrschaft" innehatte. Wenn ein unbeeinträchtigt entscheidungsfähiger Patient die zum vorzeitigen Tode führende Handlung selbst vollzieht, z. B. das Trinken des Giftes oder die Verweigerung von Nahrung und Flüssigkeit, ist dies zu akzeptieren. Wird ärztlicherseits lediglich geholfen durch Rezeptierung des Medikamentes, so liegt eine straflose Beihilfe zum Suizid vor (eine andere Frage ist allerdings, ob der Arzt dabei einen Verstoß gegen das Betäubungsmittelrecht in Kauf nimmt; siehe außerdem Kap. 5.3).

Es gibt Versuche, die Beihilfe zur Selbsttötung (in Deutschland) generell als illegal hinzustellen, was darauf hinausläuft, die Realität in unserem Lande zu ignorieren, und zur Verunsicherung beiträgt. Hier nur zwei Beispiele: „Der Gesetzgeber darf... Beihilfe zum Suizid nicht erlauben."[2] und „Hilfe zum Sterben... wie der begleitete Suizid... [ist] in Deutschland strafbar"[3]. Kurz und zutreffend hingegen fassen Katharina Woellert und Heinz-Peter Schmiedebach in ihrem Buch „Sterbehilfe" die Rechtslage so zusammen: „Beihilfe zum Suizid [ist] nicht strafbar, [jedoch] medizinisch strittig."[4]

Der verbreiteten Unsicherheit bei diesen Fragen soll die nachfolgende Darstellung entgegenwirken, die auf einer gewachsenen, seit Jahren erfolgreichen juristischen Praxis fußt. Da die z. T. schwierigen rechtlichen Fragen Mediziner, Pflegepersonal und Angehörige von Patienten immer wieder in Konfliktsituationen bringen, sei vorab auf den Verein „Humanität und Selbstbestimmung"⁵ hingewiesen, der hierzu Beratung durch spezialisierte Fachleute anbietet.

Der unterstützende Dritte macht sich nach § 216 StGB (Tötung auf Verlangen) auf jeden Fall strafbar, wenn er eine *aktive* auf die Lebensverkürzung ausgerichtete Handlung bei einem anderen vollzieht. Er kann sich jedoch auch eventuell wegen unterlassener Hilfeleistung (§ 323c StGB) strafbar machen. Die Strafbarkeit ist nach Ansicht mehrerer Theoretiker dann zu bejahen, wenn der Unterstützer auch dann noch untätig bleibt, wenn der Suizident in seiner Anwesenheit (im Rahmen der Suizidhandlung) das Bewusstsein verliert. Ab diesem Moment ist die Tatherrschaft auf ihn übergegangen, denn ab jetzt entscheidet *er*, ob der Suizident verstirbt oder ob dies verhindert werden soll.

Noch immer wird behauptet, der Unterstützer sei nunmehr verpflichtet, sofort Maßnahmen zur Rettung des Lebens des Suizidenten zu ergreifen, es sei denn, er hat den Suizidenten zuvor verlassen (was allgemein als juristisch einwandfreies Verhalten gilt; dass dies inhuman sein kann, ist rechtlich irrelevant). B. R. Coeppicus (2009, 104) formuliert z. B.: „Die Hilfspflicht besteht *nach* dem erfolgten Suizidversuch auch dann, wenn der Suizident bei seinem Selbsttötungsversuch *freiverantwortlich* handelte und den Tod weiterhin will." Auch C. Grimm (Grimm/Hillebrand 2009, 52) vertritt diese Auffassung: „Vielmehr ist jeder Garant verpflichtet, nach Eintritt der Bewußtlosigkeit des Suizidenten geeignete Rettungsbemühungen zu unternehmen." M. Feldmann (2009, 288) widmet dem Thema etwa 30(!) Seiten und stellt abschließend fest: „Richtig ist dagegen, dass es widersprüchlich ist, dass auch ein Beschützergarant erst straflos aktiv helfen darf, dann aber die Tat verhindern muss. Dieser Wertungswiderspruch ist de lege lata nicht (völlig) aufzulösen."

Zu einem anderen Ergebnis kommt hingegen der Münchner Anwalt Wolfgang Putz (2008, 724), dem man bescheinigen muss, dass er zusammen mit seiner Mitstreiterin Beate Steldinger bei der deutschen Rechtsprechung (z. B. zu Fragen des Behandlungsabbruchs auf Patientenwunsch) Geschichte geschrieben hat:

„Unter all diesen Prämissen verbietet es sich, unter dem Gesichtspunkt der Strafvorschrift des § 323c StGB (unterlassene Hilfeleistung) von einer Hilfspflicht auszugehen, die der freiverantwortliche Suizident unmittelbar vorher dem potenziell zur Hilfe Verpflichteten verboten hat."

Unsere Empfehlungen in Kapitel 3.3 beruhen auf dieser Einschätzung, die 2010 durch eine Entscheidung der Staatsanwaltschaft München bestätigt wurde[6], sowie auf einem mit großer Mehrheit vom 66. Deutschen Juristentag verabschiedeten Votum.[7] Sie werden zudem dadurch gestützt, dass uns aus der jüngeren Vergangenheit keine Beispiele dafür bekannt sind, dass Suizidhelfer aus den o. a. Gründen belangt oder verurteilt worden sind (vgl. hierzu auch die Stellungnahme des Nationalen Ethikrates[8]). Bei FVNF besteht im übrigen, so lange der Patient noch ansprechbar ist, keine Möglichkeit, ihm das Leben zu „retten", es sei denn, man wollte ihm Gewalt antun, indem man ihn zwangsweise ernährt und mit Flüssigkeit versorgt, was auf Körperverletzung hinausliefe. Auch besteht Einigkeit unter Juristen, dass niemand einem freiverantwortlich handelnden Menschen den Eintritt in die suizidale Handlung verwehren darf.

5.3 Garantenpflicht

Es gibt Personen („Garanten") , die laut Gesetz eine besondere Verantwortung gegenüber einem Angehörigen und/oder einem Patienten für den Erhalt seiner Gesundheit und seines Lebens tragen, was man als „Garantenpflicht" bezeichnet (§ 13 StGB: Begehen durch Unterlassen). „Garanten" sind zum einen grundsätzlich diejenigen, die durch die verwandtschaftliche Beziehung oder eine gewachsene Vertrauensstellung eine besondere, *„natürliche"* Verpflichtung der Fürsorge haben wie etwa die Mutter gegenüber ihrem Kind oder z. B. ein erwachsenes Kind gegenüber seinem pflegebedürftigen Vater. Zum anderen besteht für einen behandelnden Arzt die Garantenpflicht (quasi per Vertrag, obwohl ein solcher normalerweise nicht in schriftlicher Form existiert). Wie in Kap. 3.3 beschrieben, sollte man (wie bei einem ärztlich assistierten Suizid) unbedingt den Arzt und die betreuenden Angehörigen durch eine schriftliche Erklärung von ihrer Garantenstellung entbinden („Modifizierung der Garantenpflicht"; siehe hierzu auch den Anhang), ehe man mit FVNF beginnt.

Hiermit soll vor allem der Möglichkeit vorgebeugt werden, dass jemand, der nach mehreren Tagen FVNF bewusstlos geworden ist, zur Abwendung des Todes nun künstlich mit Nahrung und Flüssigkeit versorgt wird und hierfür womöglich in eine Klinik eingeliefert wird. Sollte ein Arzt eine Person, die FVNF beginnen will, für nicht einsichtsfähig erklären, so kann er prinzipiell Zwangsernährung (und Flüssigkeitsversorgung) veranlassen. Umgekehrt jedoch kann eine einsichtsfähige Person jede Behandlung seitens eines Arztes oder einer Pflegeperson ablehnen, auch wenn sie, wie gegebenenfalls beabsichtigt, damit ihr Leben riskiert. Kurz: Zwangsernährung gegen den erklärten oder mutmaßlichen Wunsch des Patienten erfüllt strafrechtlich den Tatbestand der (rechtswidrigen) „gefährlichen Körperverletzung" (§ 224 StGB). Dies ist durch höchstrichterliche Urteile bestätigt worden.[9]

5.4 Freiverantwortlichkeit

Ein elementarer Aspekt bei der Beurteilung der Handlungspflicht eines Dritten ist die bei jeder Selbsttötungs-Absicht zu stellende Frage nach der eigenverantwortlichen unbeeinträchtigten Entscheidungsfähigkeit des Sterbewilligen. Generell wird in unserem gesellschaftlichen Leben davon ausgegangen, dass erwachsene Menschen „zurechungsfähig", also entscheidungsfähig im Sinne des Gesetzes sind. Auch wenn Menschen in wichtigsten Lebensbereichen für sie nachteilige Entscheidungen treffen, wird daraus nicht auf eine „mangelnde Zurechnungsfähigkeit" geschlossen. Um Zweifel an der Zurechnungsfähigkeit aufkommen zu lassen, müssen gravierende diesbezügliche Gesichtspunkte zutage treten. Anders jedoch beim Suizid: Sehr häufig löst der Suizid-Entschluss *per se* bereits große Bedenken gegen die Einsichtsfähigkeit des Betreffenden aus (in diesem Kontext wird normalerweise nicht der Begriff „Zurechnungsfähigkeit" verwendet) und führt auto-

matisch zur Forderung, ein psychiatrisches Gutachten einzuholen. Dies zeigt, auf welch heftige Ablehnung in unserer Gesellschaft das Thema „Suizid" noch immer stößt.
Andererseits sollte man sich darüber im Klaren sein, dass man grundsätzlich nicht in der Lage ist, die Frage der *eigenen* Freiverantwortlichkeit *selbst* zu beurteilen und es somit z. B. juristisch nutzlos wäre, in einer Suizid-Ankündigung oder in einem nachträglich auffindbaren Abschiedsschreiben von einer Formulierung Gebrauch zu machen wie: „Im Vollbesitz meiner geistigen Kräfte und frei von jeder krankhaften Störung habe ich entschieden …".
Auch im Laufe von psychotherapeutischen Behandlungen kommt es leider manchmal vor, dass sich ein Patient zum Suizid entschließt. Dann stellt sich die Frage, ob der Therapeut, dem es nicht gelingt, den Patienten von seinem Wunsche abzubringen, haftbar gemacht werden kann, beziehungsweise welche Maßnahmen er gegebenenfalls zur Verhinderung des Suizides ergreifen oder veranlassen müsste. In einer Stellungnahme zu derartigen Fragen stellen Dr. U. Rüping (Rechtsanwältin und Justitiarin der Psychotherapeutenkammer Niedersachsen) und Dr. U. Lembke (Juniorprofessorin für Öffentliches Recht und Legal Gender Studies, Universität Hamburg) vorab fest:

„Es gibt keine gerichtliche Entscheidung und auch keinen Rechtsgrundsatz, der den Behandler zwänge, einen wohlabgewogenen, nicht störungsbedingten und auf freier Willensentschließung beruhenden Suizid unter Bruch der Schweigepflicht zu verhindern." (Anschließend werden die Sorgfaltspflichten des Therapeuten umrissen.[10])

Hier wird also Freiverantwortlichkeit (die ein Therapeut in der Regel ja beurteilen kann) *trotz* des Suizidwunsches für möglich erachtet, aber auch als entscheidende Voraussetzung dafür gesehen, dass der Therapeut von Interventionsversuchen, in die der Patient nicht einwilligen würde, absehen darf.
Immer wieder wird sich gerade die Frage nach der geistigen Gesundheit vor allem im Moment der Tötungshandlung stellen. Liegen Indizien vor, dass die geistige Gesundheit bei der Entscheidung zu einer Selbsttötung möglicherweise erheblich

beeinträchtigt und somit die Einsichtsfähigkeit nicht sicher gegeben war, besteht für einen Dritten die Pflicht, Rettungsmaßnahmen für das Leben des Sterbewilligen einzuleiten. Andernfalls macht sich der Dritte strafbar!

Es gibt drei Aspekte der Freiverantwortlichkeit:

a) *Freiverantwortlichkeit im medizinischen Sinne*: Der Patient muss, selbst wenn seine geistigen Fähigkeiten bereits eingeschränkt sind und obwohl möglicherweise sein psychisches Befinden stark belastet ist, Zusammenhänge und Tragweite der Entscheidung, vorzeitig aus dem Leben zu scheiden, *begreifen* können (Was soll geschehen, wie läuft das ab, mit welchen Folgen ist dies verbunden, welche Alternativen gibt es?). Seine geistige Gesundheit muss hierfür also noch ausreichen. Man spricht hier auch von „Einsichtsfähigkeit".

b) *Freiverantwortlichkeit im juristischen Sinne*: Freiverantwortlichkeit ist selbstverständlich auch nur dann gegeben, wenn der Patient sich zureichend und korrekt über die medizinischen Möglichkeiten und die Rechtslage informiert hat bzw. von anderen informiert worden ist.

c) „Freiverantwortlichkeit" beinhaltet zudem, dass auf den Sterbewilligen *kein „Druck von außen"* stattfindet, wenn er den endgültigen Entschluss fasst, vorzeitig aus dem Leben zu scheiden.

Die Einsichtsfähigkeit, soweit sie sich auf die *geistige Gesundheit* des Sterbewilligen bezieht, lässt sich durch eine fachlich qualifizierte Untersuchung beurteilen und attestieren. Ein Weg, den wir in Kap. 3.3 hierfür favorisieren, ist die Beratung durch einen psychologischen Psychotherapeuten[11], die primär im Falle von schwierigen Auseinandersetzungen zwischen dem Patienten und seinen Angehörigen (oder auch anderen Betreuern) als möglicher Weg zu einer einvernehmlichen Entscheidung empfohlen wird. Hierbei fällt sozusagen nebenbei auch die Beurteilung der Freiverantwortlichkeit an. Für die Beurteilung der Freiverantwortlichkeit kommen z. B. auch internistische Gerontologen, Neurologen mit psychiatrischer Zusatzausbildung oder Anästhesisten mit palliativmedizinischer Erfahrung in Betracht, sofern man sich keinem Psychiater anvertrauen möchte.[12] Auch wenn deren Gutachten bei einer späteren Auseinandersetzung relevant sind, muss hier doch darauf hingewiesen werden, dass die von Gerichten in solch einem Fall beauftragten Gutachter immer Psychiater sind und deren Beurteilung in manchen Fällen mehr Gewicht haben könnte. Dies wird jedoch nicht automatisch der Fall sein, zumal ein vom Gericht bestellter psychiatrischer Gutachter seine Einschätzung nur noch „nach Aktenlage" erstellen kann (da er den Patienten nicht mehr selber untersuchen kann).

Die beiden *weiteren Voraussetzungen* für die Freiverantwortlichkeit, also Fehlen eines Druckes von außen auf den Sterbewilligen sowie Vorliegen ausreichender, korrekter Informationen für dessen Entscheidungsfindung, sind nicht ohne weiteres überprüfbar. Eventuelle Beweismittel dafür, dass diese Voraussetzungen erfüllt waren, sollte man sammeln und aufbewahren, auch wenn im Falle irgendeiner Beschuldigung die Beweislast bei demjenigen liegen dürfte, der diese Beschuldigung erhebt.

Es ist in jedem Falle ratsam, möglichst lange (Monate, Jahre) vor der Verwirklichung eines FVNF-Wunsches diesen als eine „Option" (also eine Möglichkeit, die man sich vorbehält) in einer Patientenverfügung klar zum Ausdruck zu bringen. Hiermit wird allerdings nur bewiesen, dass die Absicht, bei deprimierendem Gesundheitszustand freiwillig das Leben zu verkürzen, schon seit längerer Zeit zur gesamten Einstellung des Betreffenden gehört und sich *nicht* erst akut, also unter starker Belastung, bei ihm entwickelt hat. Obwohl jedoch dies nicht selten der Fall sein dürfte und eigentlich für andere nachvollziehbar sein sollte, könnte dies Dritte dazu verleiten, im nachhinein den Sterbewunsch z. B. als nicht ernst gemeint zu beurteilen. Weil aber, wenn es so weit ist, der akute Sterbewunsch erhebliche Verunsicherungen und Widerstände auslösen kann, ist dann in jedem Falle die schon besprochene Modifizierung der Garantenpflicht (siehe 5.3) zu erstellen, also eine besondere, aktuell auf die Situation bezogene Patientenverfügung.

> **Zusammenfassung des strafrechtlichen Rahmens für FVNF[13]**
>
> Die geltende deutsche Rechtslage ermöglicht die straflose Unterstützung eines Suizides (und somit auch von FVNF) sozusagen „vom Anfang bis zum Ende", wenn folgende Voraussetzungen erfüllt sind: Freiverantwortlichkeit des begleiteten Suizidenten in psychisch-medizinischer wie in juristischer Hinsicht sowie sinnvollerweise Vorliegen einer Modifizierung der Garantenpflicht, auch dann, wenn schon vor längerer Zeit in einer Patientenverfügung die Option FVNF niedergelegt worden ist.

5.5 Das ärztliche Standesrecht

Ärzte sind bei der Ausübung ihres Berufs an sogenannte *standesrechtliche Vorschriften* gebunden, die als Berufsordnungen von den *Landesärztekammern* erlassen werden und als fachspezifische Ergänzungen unserer Gesetzgebung zu sehen sind. Zu den Aufgaben der Kammern gehört auch, dass Ärzte über Rechtsfragen aufgeklärt werden. Trotzdem fürchten viele Ärzte noch immer, vor Gericht zu kommen, wenn es darum geht, ein Beatmungsgerät auf Wunsch des Patienten abzuschalten, einem Patienten *nicht* gegen dessen Willen (bzw. gegen den Willen seines Betreuers) eine Ernährungssonde zu legen, oder beispielsweise bei einem Sterbenden auf künstliche Ernährung und Flüssigkeitszufuhr zu verzichten (Jox et. al., 2010). Die Unsicherheit besteht erst recht hinsichtlich der Beihilfe zum Suizid, da hier die Rechtslage, wie beschrieben, nicht einfach und daher nicht allgemein bekannt ist. Außerdem stellt sich für Ärzte die Frage nach dem sogenannten Berufsethos, also inwieweit dieses mit Unterstützungshandlungen beim Suizid vereinbar ist. Die Aussagen der Ärztekammern hierzu werden im Abschnitt 5.6 ausführlich dargelegt.

Welche Rolle spielt eigentlich die Bundesärztekammer (BÄK)?

Auch bei Ärzten dürfte bislang der Eindruck vorherrschen, Verlautbarungen der Ärztekammer seien rechtlich bindend. Die BÄK ist aber nicht etwa die Spitzenorganisation der ärztlichen Selbstverwaltung, sondern lediglich ein (nicht eingetragener) Verein, der im Auftrag der Landesärztekammern am gesundheitspolitischen Meinungsbildungsprozess der Gesellschaft mitwirkt. Die BÄK stellt sich in der breiten Öffentlichkeit vor allem durch politische Aussagen ihres Vorsitzenden und seines Stellvertreters dar und sie erreicht die Ärzte über das Deutsche Ärzteblatt mit Stellungnahmen zu Sachthemen wie z. B. den Empfehlungen zur ärztlichen Sterbebegleitung (siehe Kap. 5.6). In diesem speziellen Fall ist davon auszugehen, dass diese Stellungnahmen eine für *alle* Landesärztekammern repräsentative Äußerung darstellen und insofern als die standesrechtliche Linie für ganz Deutschland gesehen werden können. Die BÄK- Richtlinien üben, selbst wenn sie nicht unmittelbar rechtlich bindend sind, Einfluss auf die Rechtsprechung aus, doch wirkt sich diese umgekehrt auch auf die Fortentwicklung der Richtlinien aus, vor allem wenn neue höchstrichterliche Entscheidungen zu Themen wie der Umsetzung des Patientenwillens ergangen sind.

5.6 Die Verlautbarung der BÄK zur Sterbebegleitung

Die für unser Thema relevanten Bestimmungen liegen als *„Grundsätze der Bundesärztekammer zur ärztlichen Sterbebegleitung"* vor (Bundesärztekammer 2004; bei Drucklegung dieses Buches wurde gerade an einer Neufassung gearbeitet, die im Zweifelsfall zu Rate zu ziehen ist). Hierin werden auf der einen Seite wichtige *Empfehlungen* für die ärztliche und pflegerische Versorgung Sterbender festgelegt. Auf der anderen Seite ist in der Präambel zu lesen: „Die Mitwirkung des Arztes bei der

Selbsttötung widerspricht dem ärztlichen Ethos und kann strafbar sein." Mindestens drei Formulierungen sind hierbei bemerkenswert bzw. zu hinterfragen:

a) Was ist „ärztliches Ethos"? Immer noch wird hierbei auf den Hippokratischen Eid verwiesen. Dort steht zwar: „Auch werde ich niemandem ein tödliches Gift geben, auch nicht wenn ich darum gebeten werde, und ich werde auch niemanden dabei beraten; auch werde ich keiner Frau ein Abtreibungsmittel geben." Es heißt aber auch: „Ich werde nicht schneiden, sogar Steinleidende nicht, sondern werde das den Männern überlassen, die dieses Handwerk ausüben." Aus der Zusammenschau *beider* Aussagen ergibt sich, dass hier Abtreibung und Sterbehilfe nicht moralisch verurteilt werden, sondern ebenso wie die Chirurgie nicht zu den Geschäften der damaligen Ärzte gehörten. Es ist somit nicht hilfreich, sich heutzutage bei der Problematik der Suizidhilfe auf den Hippokratischen Eid zu berufen. Ärzte legen keinen derartigen Eid mehr ab.[14]

Heutzutage lehnt nur noch ein Teil unserer Gesellschaft den Suizid aus religiösen (vor allem christlichen) Gründen ab. Neuerdings ist palliative Behandlung, gerade bei älteren schwer kranken Menschen, stärker neben das Generalziel „Gesundheit" als Aufgabe der Ärzteschaft getreten. E. Dahl (2008, 66–67) schlägt daher vor, deren Hauptaufgabe im Lindern menschlichen Leidens zu sehen. Dieser Aufgabenbereich beginne bei der Prävention und reiche bis zur ärztlichen Beihilfe zum Suizid. Man könnte aber auch einfach sagen, der Arzt strebe danach, dem *Wohle* des Patienten zu dienen, und zu einem möglichst guten Leben gehöre eben auch ein möglichst guter Tod.

b) „Mitwirkung": Was ist „Mitwirken" aus der juristischen Sicht, die allein die Abgrenzung legalen ärztlichen Handelns leistet? Wo beginnt bzw. endet „Mitwirkung"? Ist z. B. bereits das Informieren des Arztes über technische Möglichkeiten der Selbsttötung gemeint, und würde dies auch für den Ausweg über FVNF gelten, nachdem dieser nunmehr öffentlich bekannt geworden ist? Sind palliative oder pflegerische

Unterstützung während des Ablaufs einer Selbsttötung durch FVNF, obwohl nicht ursächlich für das Gelingen der Selbsttötung, eine solche Mitwirkung? Ist ein zur Selbsttötung entschlossener, urteilsfähiger Mensch jemand, mit dem sich jeder Umgang für den Arzt verbietet?

c) Es heißt nicht, die Mitwirkung „ist strafbar", sondern „kann strafbar sein". Strafrechtlich steht fest (s. o.), dass die Mitwirkung (oder das Gewährenlassen) im Falle des Suizidversuchs, bei nicht sicher erwiesener Freiverantwortlichkeit (des Suizidenten), verboten ist. Die nicht ganz klare Formulierung könnte die Drohung enthalten, dass ein Arzt, der strafrechtlich unbedenkliche Suizidhilfe leistet, eine Maßregelung seitens seiner Ärztekammer zu befürchten hat. Allerdings kommentierte der BÄK-Vorsitzende Jörg-Dietrich Hoppe (laut einem Spiegel-Artikel[15]) die Möglichkeit eines berufsrechtlichen Verfahrens gegen einen Arzt wegen Suizidhilfe mit den Worten: „Aus den 33 Jahren meiner Tätigkeit kann ich mich nicht an einen einzigen solchen Fall erinnern."

Einem Arzt, der einen durch FVNF Sterbenden betreut (durch Vorgespräche, Besuche, Rezepte, Anordnungen, ggf. palliative oder sedierende Maßnahmen), kann von der Landesärztekammer kaum vorgeworfen werden, bei einer Selbsttötung *mitzuwirken*. Denn was er für den Patienten bei *FVNF de facto tut*, ist keine für das Sterben des Patienten *ursächliche* Mitwirkung[16]. Der Arzt *ermöglicht* dem Patienten nicht das Sterben (wie z. B. dann, wenn er ein tödliches Gift zur Verfügung stellt), sondern *hilft* ihm lediglich, auf humane Weise zu sterben. Handelt es sich um einen hochbetagten, sehr unter einer Krankheit leidenden Menschen, so können wir hierzu noch einmal den derzeitigen BÄK-Präsidenten Hoppe zitieren[17], der im Falle seiner Schwiegermutter es ganz in Ordnung fand, dass diese durch FVNF aus dem Leben ging. Dennoch sollte grundsätzlich folgendes beachtet werden: Ist der Arzt zum Zeitpunkt des Bewusstseinsverlustes *anwesend* und liegt keine Patientenverfügung vor (oder eine andere bezeugte diesbezügliche Entscheidung des Sterbewilligen), die dem Arzt für diesen Moment ein Einschreiten *verbietet*, ist er theoretisch zu einer lebenserhaltenden Handlung verpflichtet. Daher ist zum Schutz des Arztes vor ungerechtfertigten Vorwürfen ein Beleg für den freiverantwortlichen Willen des Patienten (z. B. durch die unmissverständliche Modifizierung der Garantenpflicht; s. o., Anhang und Kap. 3.3) sowie eine sorgfältige Dokumentation des Ablaufs des FVNF bis zum Eintritt der Bewusstlosigkeit dringend anzuraten.

> **Zusammenfassung: FVNF und ärztliches Standesrecht**
>
> Explizite Angaben zu FVNF fehlen bislang (Stand 2009) in den Berufsordnungen der Landesärztekammern sowie den Verlautbarungen der Bundesärztekammer. Wenn die Tatherrschaft in den ersten Tagen eindeutig beim Patienten liegt und dieser seine Willensfestigkeit durch mehrtägigen Flüssigkeitsverzicht unter Beweis stellt, wenn ferner seine Absicht zuvor freiverantwortlich getroffen wurde (was sinnvollerweise dokumentiert sein sollte), dann kann dem Arzt die Unterstützung des Sterbenden auch in der Endphase nicht unter Berufung auf standesethische Prinzipien verwehrt werden, obwohl die Ärztekammern dies möglicherweise auch künftig nicht zugegeben werden.

5.7 Tragweite der BÄK-Richtlinie von 2004

Die Tragweite der BÄK-Richtlinie hinsichtlich ärztlicher Beihilfe bei Selbsttötung ist bislang nicht umfassend höchstrichterlich geklärt. Formulierungen der oben erwähnten Art fehlen bisher in den Berufsordnungen der meisten, vielleicht aller 17 Landesärztekammern.[18] 2006 stellte der Deutsche Juristentag fest: „Die ausnahmslose standesrechtliche Missbilligung des ärztlich assistierten Suizids sollte einer differenzierten Beurteilung weichen, welche die Mitwirkung des Arztes an dem Suizid eines Patienten mit unerträglichem, unheilbarem und mit palliativmedizinischen Mitteln nicht ausreichend zu linderndem Leiden als eine nicht nur strafrechtlich zulässige, sondern auch ethisch vertretbare Form der Sterbebegleitung toleriert."[19] 2009 wurde erstmals öffentlich die Aufhebung des standesärztlichen „Verbots" der Suizidhilfe durch Ärzte von J. Taupitz gefordert, einem führenden Medizin-Rechtler, der auch Mitglied im Deutschen Ethikrat und Vorstandsmitglied der Zentralen Ethikkommission bei der Bundesärztekammer ist.[20] Aussagen zur Sterbebegleitung gibt es z. B. auch seitens der Deutschen Gesellschaft für Anästhesiologie und Intensivmedizin (DGAI, Leitlinie zu Grenzen der intensivmedizinischen Behandlungspflicht), sowie in der „Charta zur Betreuung schwerstkranker und sterbender Menschen" welche von der Deutschen Gesellschaft für Palliativmedizin und dem Deutschen Hospiz- und Palliativerband initiiert wurde (http://www.charta-zur-betreuung-sterbender.de/). Auch der Europäische Gerichtshof für Menschenrechte hat zur Thematik Stellung genommen, worauf hier jedoch nicht eingegangen wird.

Während man davon ausgehen kann, dass in Österreich das Verhältnis der organisierten Ärzteschaft zur Suizid-Problematik mindestens so rigoros-ablehnend wie in Deutschland ist, gilt in der Schweiz eine etwas freiere Bewertung, wie sie in einer Verlautbarung der Schweizerischen Akademie der Medizinischen Wissenschaften (2004) zum Ausdruck kommt, aus der wir hier abschließend zitieren:

> „In dieser Grenzsituation kann für den Arzt ein schwer lösbarer Konflikt entstehen. Auf der einen Seite ist die Beihilfe zum Suizid nicht Teil der ärztlichen Tätigkeit, weil sie den Zielen der Medizin widerspricht. Auf der anderen Seite ist die Achtung des Patientenwillens grundlegend für die Arzt-Patienten-Beziehung. Diese Dilemmasituation erfordert eine persönliche Gewissensentscheidung des Arztes. Die Entscheidung, im Einzelfall Beihilfe zum Suizid zu leisten, ist als solche zu respektieren. In jedem Fall hat der Arzt das Recht, Suizidbeihilfe abzulehnen. Entschließt er sich zu einer Beihilfe zum Suizid, trägt er die Verantwortung für die Prüfung der folgenden Voraussetzungen:
>
> > Die Erkrankung des Patienten rechtfertigt die Annahme, dass das Lebensende nahe ist.

> Alternative Möglichkeiten der Hilfestellung wurden erörtert und soweit gewünscht auch eingesetzt.
> Der Patient ist urteilsfähig, sein Wunsch ist wohlerwogen, ohne äußeren Druck entstanden und dauerhaft. Dies wurde von einer unabhängigen Drittperson überprüft, wobei diese nicht zwingend ein Arzt sein muß."

5.8 Die Situation gegenüber der Krankenkasse

Ähnlich wie bei der Abtreibung dürfte auch bei FVNF über die Frage gestritten werden, ob es gesellschaftlich akzeptiert werden soll, wenn hierbei Leistungen der Krankenkasse in Anspruch genommen werden. Fälle von FVNF werden allerdings auch in Zukunft wirtschaftlich eine äußerst geringe Rolle spielen, so dass es bei diesem Thema wohl nur um Prinzipien geht. Man darf in diesem Zusammenhang wohl auch geltend machen, dass die Kassen nicht selten für die Folgen von gesundheitlich unvernünftigem Verhalten zu zahlen haben – man denke an Schäden durch Rauchen, Alkoholismus, aber auch Risiko-Sport –, wobei die Kosten hierfür meist weit höher liegen dürften als bei FVNF.

Für Palliativpatienten[21] stehen die Leistungen der ärztlichen Versorgung und der Pflegedienste sowie die Begleitung durch ambulante Hospizdienste zur Verfügung und werden von den Krankenkassen bezahlt. Wenn nun ein Arzt und ein Pflegeteam jemanden auf seinem Weg aus dem Leben durch freiwilligen Verzicht auf Nahrung und Flüssigkeit (FVNF) unterstützen wollen, stellt sich die Frage, ob dies der Krankenkasse Probleme bereiten könnte. Abrechenbar sind in Deutschland immer nur hier zugelassene Medikamente, die medizinisch indiziert sind. Werden bei FVNF durch den Arzt nur derartige Medikamente verschrieben, hängt die Beurteilung der Krankenkasse davon ab, ob die Rezepte, Verordnungen und Abrechungen der Krankenkasse Hinweise darauf geben, dass der Patient seinen Behandlungs- und Betreuungsbedarf absichtlich herbeigeführt hat. Daher ist zu überlegen, wie eine Krankenkasse bei Kenntnis dieser Sachlage reagieren könnte.

Denn bei den gesetzlichen Krankenkassen gelten die Rahmen-

Regelungen § 52 (Leistungsbeschränkung bei Selbstverschulden) und § 52a (Leistungsausschluss) des Sozialgesetzbuches (SGB). § 52 (1) ist eine Kann-Bestimmung und lautet: „Haben sich Versicherte eine Krankheit vorsätzlich oder bei einem von ihnen begangenen Verbrechen oder vorsätzlichen Vergehen zugezogen, kann die Krankenkasse sie an den Kosten der Leistungen in angemessener Höhe beteiligen".[22] Zwar lässt sich nicht abstreiten, dass jemand bei der Durchführung von FVNF einen eventuellen Bedarf für medizinische Behandlungen sowie pflegerische Maßnahmen selber verursacht, aber § 52 (1) überlässt es den Kassen, ob und welche Konsequenzen sie daraus ziehen wollen.[23]

5.9 Ausstellen des Totenscheins

Die Richtlinien für die Ausstellung eines Totenscheins[24] fallen wie z. B. die Bildungspolitik und der Strafvollzug in die Hoheit der Bundesländer. Auf dem nicht-vertraulichen Teil des Totenscheins hat man in vielen Bundesländern die Wahl zwischen der Todesart „natürlich", „nichtnatürlich" und „ungeklärt". Zwar gibt es Definitionsvorschläge dafür, was ein natürlicher und ein nichtnatürlicher Tod ist, die für die Praxis auch meist ausreichen, bei genauerem Hinsehen aber nicht so eindeutig sind, wie man zunächst meinen könnte. Falls beispielsweise ein Arzt eine Intervention, ohne die ein Patient schon längst gestorben wäre, absichtlich beendet oder diese versehentlich nicht sachgerecht fortgeführt worden ist („Kunstfehler"), dann kann man einerseits sagen, dass der Patient auf natürliche Weise verstirbt, wenn er anschließend seinem schon bestehenden Leiden erliegt. Andererseits steht nach dem Tode dieses Patienten die Frage eines Fremdverschuldens im Raum.

„Ein Arzt, der Beihilfe zum Suizid geleistet hat, sollte nicht selber den Totenschein ausfüllen", heißt es in der oben erwähnten Verlautbarung der Schweizerischen Akademie der Medizinischen Wissenschaften. Auch im Falle von FVNF ist dies sicherlich ein gutes Prinzip. Es könnte sonst der Eindruck entstehen, der den Suizid begleitende Arzt wolle durch Angaben in der Todesbescheinigung bzw. im Leichenschauschein etwas vertuschen. Ein anderer, neutraler Leichenschauarzt muss diesen Vorwurf nicht fürchten, allerdings hat jeder Leichenschauarzt nach den einschlägigen Bestattungsgesetzen der Bundesländer gegenüber den behandelnden Ärzten und sonstigen Personen ein Auskunftsrecht z. B. über die vorbestehenden Krankheiten und die Umstände des Todeseintritts.

Da der Tod ohne Verweigern der Aufnahme von Nahrung und Flüssigkeit jedenfalls nicht zum gegebenen Zeitpunkt eingetreten wäre, also von einer Vorverlegung des Todeszeitpunkts auszugehen ist und zudem der Suizid auch in den Landesgesetzen als nichtnatürlicher Tod genannt ist, muss in der Todesbescheinigung ein nichtnatürlicher Tod attestiert werden. Diese Angabe löst eine Meldepflicht an die Justizbehörden aus, d. h. bereits der Leichenschauarzt muss, da es für ihn „Anhaltspunkte für einen nichtnatürlichen Tod" gibt, von sich aus die Polizei informieren. Diese wird am Todesort den Sachverhalt aufnehmen, und die Staatsanwaltschaft muss dann nach den Umständen des Einzelfalls entscheiden, ob Zweifel an einem freiverantwortlichen Suizid bestehen und eine weitere Klärung, insbesondere eine Obduktion, erforderlich ist. Eine zuverlässige und glaubwürdige Dokumentation ist somit auch deshalb bedeutsam, weil sie der Staatsanwaltschaft die Entscheidung für den Verzicht auf eine Obduktion erleichtert. Andernfalls verzögert sich die Freigabe des Leichnams um wenige Tage.

Angehörigen könnte die Möglichkeit, dass es zu einer Obduktion kommt, derartig unangenehm sein, dass sie den Arzt, der die Betreuung durchgeführt hat, drängen, selbst den Totenschein auszustellen und den Fall „pragmatisch" so darzustellen, dass die suizidale Absicht des Verstorbenen nicht offenkundig wird. Diese Unkorrektheit belastet aber den Arzt und kann auch dazu führen, dass Ärzte generell nur ungern oder gar nicht zu einer FVNF-Betreuung bereit sind.

6 Ethische Aspekte des freiwilligen Verzichts auf Nahrung und Flüssigkeit

Christian Walther

Solange keine schwere Krankheit vorliegt und der Tod noch fern erscheint, sind wir völlig von einem natürlichen Lebenserhaltungstrieb bestimmt und empfinden daher das Vorhaben, dem eigenen Leben ein Ende zu setzen – noch dazu durch einen „heroischen" Verzicht auf Essen und Trinken – als etwas Verstörendes, ganz Unnatürliches. Aber ist etwa ein Marathonlauf, der Gebrauch von Verhütungsmitteln (wieso sollten Menschen, die in verantwortungsvoller Weise Sexualität genießen wollen, Verhütungsmittel nicht verwenden?) oder unsere moderne Medizin-Technik etwas Natürliches? Offensichtlich kommt es nicht wirklich auf dieses Kriterium sondern auf andere Gesichtspunkte an, ob wir ein Verhalten oder ein Verfahren akzeptieren oder nicht. Ehe wir uns damit befassen, sei festgestellt: Die Option, das eigene Leben zu verkürzen, wenn es aus allgemein einleuchtenden Gründen extrem an Qualität verloren hat (wie z. B. bei den in Kap. 1 und 4 berichteten Fallbeispielen), betrachten wir Autoren als etwas, was prinzipiell für jedermann in Frage kommt.

Bei jeder Debatte über die Situation alter und/oder schwer kranker Menschen in unserer Gesellschaft spielt das *Wirklichkeits-Verständnis*, mit dem man an die Dinge herangeht, eine große Rolle: Man kann unbeirrbar theoretische Ansprüche unabhängig von den Möglichkeiten ihre Verwirklichung vertreten; man kann umgekehrt sich als Pragmatiker verstehen, der sich mehr für das interessiert, was wahrscheinlich bestenfalls erreichbar ist, und ein Ideal nur als Orientierungsmarke ansieht. Bei ethischen Reflexionen über Sterbefasten begibt man sich zudem auf eine Ebene von z.T. sehr heftigen Kontroversen unter Verwendung von nicht gut definierten Begriffen. Wir wollen die ethischen Aspekte von FVNF 1. zunächst prinzipiell betrachten, 2. dann die ethischen Fragen in Bezug auf die beteiligten Akteure behandeln und 3. anstatt einer Zusammenfassung einen hypothetischen Fall von FVNF präsentieren, anhand dessen sich die Relevanz solcher Fragen illustrieren lässt. Bei all dem, was im Folgenden erörtert wird, sollte man stets im Auge behalten, dass es bei FVNF eigentlich nur um einen „kleinen Unterschied" geht: Wenn jemand seinen Tod (der noch nicht unmittelbar bevorsteht) durch solch ein Sterbefasten *bewusst* rascher herbeiführen will, so bewerten manche dies eben ganz anders, als wenn ein schwer kranker Mensch *unbewusst* fast ganz mit dem Essen und Trinken aufhört und sich darin möglicherweise die Sterbephase ankündigt.

6.1 Autonomie

Ziemlich klar ist der *Begriff der Autonomie*, denn er ist als Verneinung einer Fremdbestimmung hinlänglich beschrieben. Wer Autonomie für sich in Anspruch nimmt, sei es als Wunsch oder als behauptetes Recht, und dementsprechend handelt, sieht sich mit der Frage der Legitimität konfrontiert. So kann eine autonome Handlungsweise darauf hinauslaufen, Prinzipien, die von der großen Mehrheit einer Gesellschaft als allgemeingültig angesehen werden, bis hin zu den Gesetzen, zu missachten. Hierbei kann das Motiv in einem Gewissensgebot, aber auch in einem Anspruch auf Selbstverwirklichung liegen.

Autonomie am Lebensende, also u. a. *selbst* entscheiden zu können, ob man trotz Leiden und Einschränkungen noch einige Zeit weiterleben oder aber seinem Leben ein Ende setzen will, wird von vielen Mitgliedern der (deutschen) Gesellschaft gewünscht oder zumindest respektiert. Wer den generellen Schutz des Lebens höher stellt oder als einen absoluten Wert betrachtet, wird diesen Anspruch auf Autonomie am Lebensende für sich selbst ablehnen bzw. auch anderen nicht zugestehen (gegebenenfalls auch bekämpfen; man denke z. B. an jene militanten „Lebensschützer", die Abtreibung kompromisslos ablehnen). Manche, aber keineswegs alle religiösen Menschen glauben, wer eine Verkürzung des eigenen Leidensweges durch Selbsttötung vornimmt, richte sich mit seinem autonomen Anspruch gegen Gott.

Die Selbsttötung als radikaler Akt zur Beendigung von Leiden beinhalte letztlich den Vorwurf gegen Gott, dass er einem nicht helfe, obwohl er dies doch könne; Gott wäre somit kein gütiger Gott – was mit religiösen Vorstellungen wie dem Christentum natürlich nicht vereinbar ist.[1] Ein Instrument zur Durchsetzung von Autonomie-Wünschen am Lebensende ist die Patientenverfügung (PV). Sie legt bekanntlich fest, dass unter bestimmten Voraussetzungen das Leben vorzeitig zu beenden ist, obwohl dieses durch ärztliche Kunst noch einige Zeit (im Wachkoma u. U. noch Jahre) verlängert werden *könnte*. Hierin liegt eine suizidale Komponente, mit der sich manche Gegner der neuen PV-Gesetzgebung schwer abfinden können. Das gilt nicht zuletzt beim Verbot, eine perkutane endoskopische Gastrostomie (PEG) für die künstliche Ernährung und Flüssigkeitsversorgung zu legen, und insofern ist dieses mit dem Wunsch, durch FVNF vorzeitig zu sterben, vergleichbar. Beidem ist überdies gemeinsam, dass diese Absicht Entsetzen darüber auslösen kann, dass man schreckliche Durstqualen auf sich nehmen werde (in Kap. 3.1 sowie 4.4 und 4.5 wurde jedoch gezeigt, dass diese Vorstellung in der Regel unbegründet ist; somit kann man das Verbot einer PEG auch ohne Bedenken in seine PV aufnehmen).

6.2 Vorzeitig Sterben – ein vernünftiger Wunsch?

Wie in Kap. 2.1 dargelegt, wird gerade bei FVNF die Entscheidung, vorzeitig aus dem Leben zu gehen, das Ergebnis einer vernunftgeleiteten Abwägung sein, die zusammen mit den Angehörigen, dem Arzt und eventuell auch mit einem Psychotherapeuten besprochen wurde. Dass ein Sterbewunsch den Schlusspunkt einer *rational nachvollziehbaren* Abwägung der Umstände (was spricht für Weiterleben, was für Beenden des Lebens?) darstellen kann, wird vor allem in psychiatrischen Fachkreisen immer wieder in Zweifel gezogen. Diese Möglichkeit wird z. B. von der Mehrheit der mit Suizidprävention befassten Experten als „sehr selten" oder nicht existent betrachtet. Das läuft darauf hinaus, dass jemand seinen eigenen Tod nicht wirklich wünschen könne.

Man muss daher damit rechnen, dass manche Psychiater (aber durchaus nicht alle; auch der Erstautor dieses Buches ist im übrigen Psychiater) aus der Äußerung solch eines Sterbewunsches automatisch folgern, dem liege eine psychische Erkrankung zugrunde. Dies würde allerdings nicht der differenzierenden Herangehensweise entsprechen, welche moderne psychiatrische Lehr- und Handbücher, wie z. B. Venzlaff/Foerster (2009), vorschlagen.

Die Vorbehalte in der Psychiatrie gegenüber einem freiverantwortlichen Suizid sind in gewisser Weise ein Problem für unsere Gesellschaft. Gerade bei der – oft tatsächlich, aber keineswegs immer – gegebenen Möglichkeit einer Depression als Ursache für einen Suizidwunsch lassen sich die fachlichen Kriterien durchaus hinterfragen. „Eine ebenso heikle wie schwierig zu beantwortende Frage ist die nach dem empirischen Zusammenhang von suizidalem Verhalten und psychischer Störung. […] Je nachdem, wo man die Schwelle für die diagnostische Einstufung als ‚depressiv krank' ansetzt, wird man eine sehr hohe oder eben nicht so hohe Korrelation zwischen Depressivität und Suizidalität finden" konstatieren z. B. P. Hoff und U. Venzlaff.[2,3]

Manche Psychiater beurteilen die Frage des freiverantwortlichen Suizids *a priori* in einer Weise, die wohl fast jeder Unvoreingenommene als realitätsfern empfinden dürfte. „Je größer der Schweregrad der Erkrankung, um so zweifelhafter ist es, ob es sich wirklich um eine freiverantwortliche Entscheidung zum Suizid oder zur Suizidbeihilfe handelt" (Bron 2003, 584). Je schlechter es einem also geht, je deprimierender die eigene Lage ist, desto sinnloser ist offenbar der Gedanke, sein Leiden durch vorzeitigen Tod zu beenden. Hier eine weitere Aussage im Hinblick auf Suizidwünsche älterer Menschen: „Seit Binding und Hoche, den geistigen Wegbereitern der nationalsozialistischen Rassenhygiene, geistert der Begriff vom ‚Bilanzsuizid' im Alter durch die Literatur. Bilanzsuizid soll […] im Zustand der Urteilsfähigkeit begangen werden […] Als könne ein Mensch, ohne die Brille seiner jeweiligen Affekte […] sich selbst bilanzieren!" (Teising 1992, 20). Wenn Entschlüsse zum vorzeitigen Versterben nicht einsam, sondern im Gespräch mit anderen getroffen werden, so bietet sich ein ganz einfaches *Kriterium für einen*

Bilanzsuizid an: Die Gründe des Sterbewilligen sind für andere entweder vollkommen nachvollziehbar (man selbst würde in dieser Situation auch nicht mehr leben wollen) oder zumindest nicht derart fragwürdig, dass man sich verpflichtet sieht, diesen Menschen von seinem Sterbewunsch noch einmal abzubringen. Entgegenlautende Grundsatzpositionen von Psychiatern sollten in unserer Gesellschaft nicht das letzte Wort sein, zumal ja auch die Rechtsprechung davon ausgeht, dass Suizide durchaus auf rationalen Abwägungen beruhen und freiverantwortlich vollzogen werden können.

Generationen von Psychiatern (aber auch anderen Ärzten) ist die hier angesprochene Sichtweise beruflich mit auf den Weg gegeben worden, und dies prägt nach wie vor die Einstellung mancher von Gerichten bestellter Gutachter. Noch immer sehen diese im Suizidentschluss eines Menschen das *per se* denkbar stärkste Indiz für dessen Willensunfreiheit (oder begründen diese damit sogar). Die weltanschaulichen Probleme beim Thema Suizid vermengen sich hier mehr oder minder bewusst, mit den psychiatrischen Kategorisierungen. Dieser Problematik (Sullivan et al. 1998) sollte man sich bewusst sein, wenn vor der Unterstützung eines wohl erwogenen Suizides eine psychiatrische Begutachtung des Suizidenten eingeholt wird (auf Alternativen hierzu wurde in Kap. 3.3 eingegangen).

In diesem Zusammenhang dürften folgende Äußerungen der Moralphilosophin Mary Warnock und der Onkologin Elizabeth Macdonald (2008) anlässlich eines konkreten Falles von Interesse sein:[4]

> „[…] kann man geltend machen, dass es in manchen Situationen rational, wenn auch traurig ist, sich für den Suizid zu entscheiden. Im Fall von Diana Pretty beruhte z. B. der Wunsch, Suizid zu begehen, auf der rational nachvollziehbaren Absicht, den Horror eines ganz entsetzlichen Todes zu vermeiden, der klar vorhersehbar und unausweichlich war, falls man ‚der Natur ihren Lauf ließe'. Ein Suizid lag also in ihrem eigensten Interesse. Wäre sie physisch in der Lage gewesen, sich selbst das Leben zu nehmen, hätte sie es getan – und es gibt wohl nur wenige, die diese Wahl nicht verstanden hätten. Es hätte keine Grundlage für die Behauptung gegeben, sie hätte sich

nur getötet, weil sie unter einer behandelbaren klinischen Depression gelitten habe. Wenn man derartige Fälle betrachtet, dann ist es einfach falsch – und eine Beleidigung – zu behaupten, jeder Suizid sei das Ergebnis von mentaler Inkompetenz."

Dem können wir nur zustimmen.

6.3 Menschenwürde

Ein zwar wichtiger, aber nicht ganz klar definierter Begriff ist die viel beschworene „Menschenwürde". Diese wird bekanntlich in Artikel 1(1) des Grundgesetzes schlechthin als Grundlage für unsere Gesellschaftsordnung proklamiert. Art. 1 GG spricht jedem Menschen eine „unantastbare Würde" zu, definiert diese indes nicht. Versuche, diesen Begriff klar zu erfassen (z. B. Birnbacher 2004) führen zu keineswegs einfachen Differenzierungen.

Es besteht Einigkeit, dass einer Person Menschenwürde niemals abgesprochen werden kann. Auch Schwache und Hilflose haben einen Anspruch auf Schutz ihrer Würde, und die Würde eines Menschen kann nicht von seiner körperlichen oder geistigen Konstitution abhängig gemacht werden. Selbst wenn jemand sein Bewusstsein für immer verloren hat, besteht seine Würde fort und sie ist auch über den Tod hinaus zu wahren.

Jeder von uns besitzt eine Vorstellung von seiner *persönlichen Würde*, und man empfindet recht deutlich (vielleicht auch, wenn man geistig nicht mehr ganz wach ist!), wenn diese durch das Verhalten anderer Menschen verletzt wird. Es kann aber jemand auch einen schrecklichen Zustand, in den er durch Krankheit und/oder Alter geraten ist, als „mit der eigenen Würde nicht mehr vereinbar" bewerten (vgl. den Fall von Frau G., Kap. 1.3) und deshalb möglicherweise sterben wollen. Es ist primär Sache des Betroffenen, zu bewerten, wie stark die eigene Lebensqualität vermindert ist und ob ein Weiterleben mit großen Behinderungen und/oder kaum noch behandelbaren Schmerzen ihm noch sinnvoll erscheint oder nicht. Auch totale Hilflosigkeit und eine permanente Abhängigkeit von anderen sowie die Unfähigkeit zur Kommunikation werden manche als entwürdigend be-

werten. Sofern der Patient dazu bereit ist, können andere seine Probleme mit ihm zusammen reflektieren und zurückhaltend auch Ratschläge äußern. Es geht aber nicht an, dass ein anderer in bevormundender Weise urteilt, der bemitleidenswerte Zustand einer (geistig klaren) Person könne doch noch als „menschenwürdig" gelten und dessen Fortdauer sei somit wünschenswert. Hierzu ein Fazit von Putz (2008, 711): „Das Grundgesetz schützt uns auch davor, dass wir Opfer der Menschenwürde-Definition eines anderen werden."
Da von „Sterben in Würde" bei den Befürwortern wie bei den Gegnern von Patientenautonomie am Lebensende die Rede ist, sollte von *beiden* Seiten akzeptiert werden, dass jeder Mensch naturgemäß hiervon seine eigene Auffassung hat. Den Begriff „Menschenwürde" sollte man also lieber nur im Hinblick auf die Sichtweise des Patienten gebrauchen und in kontroversen Diskussionen nicht in einer scheinbar objektiven Weise verwenden.[5]

6.4 Gesellschaftliche Aspekte des Sterbewunsches

Auch wenn man mitten im Leben steht, fragt man sich angesichts der Geschicke älterer Menschen in der eigenen Umgebung zuweilen, ob man später sich selbst und seiner Familie „so etwas" wirklich „zumuten" wolle. Umfragen zufolge (vgl. etwa Sozioland 2007 oder Institut für Demoskopie Allensbach 2008) bejaht heutzutage ein ganz erheblicher Anteil der deutschen Bevölkerung „Sterbehilfe", d. h. man möchte „für später" legale und leicht zugängliche Möglichkeiten haben, um gegebenenfalls vorzeitig aus dem Leben scheiden zu können. Auch wenn man an derartigen Umfragen manches aussetzen kann (vgl. z. B. Schuler 2005) –, an der Tendenz wird sich dadurch nichts ändern.
Immer wieder wird befürchtet, ein leichterer Zugang zu Möglichkeiten der Selbsttötung führe dazu, dass mehr alte, schwer kranke oder stark eingeschränkte Menschen davon Gebrauch machen würden (damit wäre allerdings zugleich bewiesen, dass viele von ihnen schon jetzt ihr Leben am liebsten beenden würden, wenn sie nur könnten). Andererseits darf man sicherlich davon ausgehen, dass sich die Lebensbedingungen vie-

ler dieser Menschen deutlich verbessern ließen und dass dies auch dazu führen würde, dass weniger von ihnen vorzeitig aus dem Leben gehen wollten. Angesichts aller Gegebenheiten und Trends (z. B. dass die Menschen immer älter werden oder dass auch im Gesundheits- und Pflegewesen das Prinzip des „share holder values" weiter im Vormarsch ist), stellt sich jedoch die Frage, *ob* „unsere Gesellschaft" künftig wirklich mehr für Alte und Schwerkranke investieren wird, selbst wenn diese Forderung beharrlich und vernehmlich erhoben wird. Schon die Finanzierungsfrage (woher soll das hierfür nötige Geld genommen werden?) lässt einen daran zweifeln; ob und wie man genug zusätzliches Personal rekrutieren kann, das die fachliche Qualifikation und die charakterlichen Voraussetzungen hierfür mitbringt, ist ein mindestens ebenso schwieriges Problem.

Es ist zwar legitim, auch ohne ein konkretes politisches Programm hierzu parat zu haben, die Forderung nach mehr Engagement für die Alten und im Alter Leidenden stets aufs Neue zu stellen. Aber es kann nicht hingenommen werden, wenn diese Frage (was immer wieder geschieht) mit der Thematik der Selbsttötungen in der Weise verknüpft wird, dass Selbsttötungen *in erster Linie* eine *Folge* gesellschaftlicher Missstände seien (auch das kommt sicherlich vor) und man folglich an einer Abhilfe dieser Missstände arbeiten müsse und keinesfalls Suizidmöglichkeiten erleichtern dürfe. Das würde darauf hinauslaufen, für eine „fragliche" Förderung dieses sozialen Anliegens (also z. B. Linderung von Altersarmut, verbesserte Pflegeangebote etc.) den jetzt und hier Leidenden die Möglichkeit eines humanen, selbstbestimmten Todes (z. B. durch eine ärztlich assistierte Selbsttötung) vorzuenthalten. Es wird so getan, als würde sonst „der Druck auf die Gesellschaft" (also mehr für alte Menschen usw. zu investieren) wegfallen.

Wer politisch so agiert, merkt offenbar nicht, dass er all diejenigen instrumentalisiert, die in ihrer großen Not oder angesichts sich abzeichnender Not eine Selbsttötung in Betracht ziehen. Dies ist unmenschlich gegenüber Schwerkranken, bei denen die Palliativmedizin an Grenzen stößt, so dass selbst dann, „wenn alles getan wird", der Wunsch, möglichst bald zu sterben, entsteht. Im Übrigen ist nach kompetenter Einschätzung bei der palliativmedizinischen Versorgung in Deutschland noch ein erheblicher Rückstand zu beklagen.⁶ Auf der anderen Seite vollzieht sich in der deutschen Gesellschaft allmählich eine Wende zu einem unbefangeneren, freieren Umgang mit Autonomie-Ansprüchen am Lebensende. Nichts hat dies eindrücklicher und ermutigender belegt als das 2009 – nach scheinbar nie endenden „Geburtswehen" – doch noch beschlossene Gesetz zur Patientenverfügung, das eine Regelung ohne sog. Reichweitenbegrenzung getroffen hat.

6.5 Ist FVNF Selbsttötung oder ein natürlicher Tod?

Dass bei FVNF der Tod durch eine Unterlassung und nicht durch ein Tun herbeigeführt wird, ist zuächst ein technischer, u. U. rechtlich bedeutsamer Unterschied. Aber dass dieser Unterschied auch ethisch relevant sei, muss bezweifelt werden. Denn eine rein prinzipielle Betrachtungsweise muss anerkennen, dass das vorzeitige Sterben ja die Verwirklichung eines Willensaktes darstellt und konsequenterweise auch Sterbefasten eine Form der Selbsttötung darstellt, obwohl diese Bezeichnung hierzu nicht so recht passt. Für den Arzt ist es jedoch durchaus bedeutsam, dass er bei einer Begleitung von FVNF nichts tut, was er nicht auch sonst bei der Betreuung und Versorgung Schwerkranker täte. Unterstützt er jedoch eine Selbsttötung mittels Medikamenten, indem er z. B. ein Rezept hierfür ausstellt, dann tut er etwas ganz anderes als sonst.

Die Frage, ob ein Tod durch FVNF eine Selbsttötung darstellt oder nicht, wird jedoch vom Gefühl möglicherweise anders beantwortet, als vom Verstand (vgl. auch Kap. 5.9, Totenschein). Das Gefühl sagt einem, dass man beim Sterbefasten auf sozusagen natürliche Weise stirbt, da man ja nicht durch irgendeinen zerstörerischen Akt „Schluss macht" oder „sich das Leben nimmt", sondern nur „aufhört" zu leben. Man kann zu Recht fragen, ob der Tod durch Flüssigkeitsverzicht nur deshalb kein natürlicher Tod sei, weil er *absichtlich* herbeigeführt wird. Es ist sicherlich ein Unterschied, ob man „Hand an sich legt" oder natürliche, lebensnotwendige Verhaltensweisen (Essen und Trinken) einstellt, um zu sterben. Ähnlich verhält es sich, wenn man die Einnahme von Medikamenten beendet (durch die „künstlich" Qualität und Dauer des Weiterlebens gefördert werden) und „der Natur ihren Lauf" lässt, in der – wohl oft trügerischen – Hoffnung, nun bald zu sterben. Eine vernunftgemäße, ehrliche Betrachtung von FVNF lässt wohl nur diesen Schluss zu: Der Wunsch, bei erheblichem Leiden im fortgeschrittenen Alter mit dem Essen aufzuhören um zu sterben darf als *natürlich* bewertet werden; die Einsicht, dass dieser Wunsch sich nur dann innerhalb kurzer Zeit erfüllen wird, wenn man gleichzeitig auch auf das Trinken verzichtet, geht jedoch über das hinaus, was man als eine „natürliche Regung" bezeichnet.

Dass jemand in einer fortgeschrittenen Phase des Sterbefastens möglicherweise um Medikamente bittet, die diesen Weg aus dem Leben erträglicher machen, steht auf einem anderen Blatt. Man darf hier allerdings auf eine gewissen Analogie zur Geburt hinweisen: Die gebärenden Frauen mußten Jahrtausende „da durch", so wie auch Jahrtausende diejenigen, die durch Sterbefasten aus dem Leben schieden, nicht auf eine effiziente Linderung von Leiden rechnen konnten. In unserer Zeit wird kaum jemand den Gebärenden bei Bedarf eine Schmerzlinderung verweigern und beim Sterbefasten wäre dies ebenfalls abwegig.

Bedeutsamer als derartige Betrachtungen dürfte für jeden von uns die Frage sein, ob wir im konkreten Fall das Sterben eher als gut oder schlecht bewerten. Selbstverständlich hängt dies zunächst von Bedingungen ab, auf die niemand Einfluss hat, sprich vom Schicksal. Hier geht es jedoch darum, wie weit dies auch von uns abhängt. Die Unterscheidung zwischen einem „guten" und einem „schlechten" Tod – sei es im Hinblick auf andere, sei es beim Gedanken an den eigenen Tod – findet man nicht nur in unserer Gesellschaft. Der Soziologe Clive Seale und der Anthropologe Sjaak van der Geest kommen angesichts von Berichten über den Umgang mit dem Sterben in verschiedensten Kulturen zu dem Schluss, dass mehrere Aspekte kulturübergreifend als Kriterien für einen „guten Tod" angesehen werden[7], z. B. dass der Sterbende über seinen Tod eine gewisse Kontrolle hat. Diese Kriterien treffen prinzipiell auf das Sterben durch Sterbefasten zu (Chabot 2007).

6.6 Wer soll wann sterben dürfen?

Ob man Selbsttötung prinzipiell, je nach Umständen oder überhaupt nicht als moralisch vertretbar ansieht, darüber gehen bekanntlich die Meinungen weit auseinander, doch soll dies hier nicht vertieft werden, zumal es hierzu bereits reichlich Literatur gibt.[8] Stattdessen wollen wir eine kleine Skala von möglichen Situationen betrachten, in denen jemand beschließt, vorzeitig aus dem Leben zu gehen, und uns fragen, ob wir dem Wunsch zustimmen oder nicht.

a) Jemand hat ein Alter von 80 Jahren erreicht und sieht sein Leben gewissermaßen als erfüllt an. Ohne von „erheblichen" (wer hat dies zu beurteilen?!) Gebrechen und Leiden angetrieben zu sein, möchte er das Leben nun beenden, um sich möglichen unerfreulichen Entwicklungen zu entziehen.

b) Jemand kann aufgrund von Krankheit oder/und Altersleiden nicht mehr alleine für sich sorgen und kann auch nicht von Angehörigen oder Freunden versorgt werden. Die Aussicht, nun in ein Pflegeheim übersiedeln zu müssen, erscheint ihm derart trostlos, dass er nun lieber aus dem Leben scheiden möchte.

c) Jemand ist alt und sehr krank, doch die Prognose ist, dass er in diesem Zustand noch viele Monate, möglicherweise noch ein oder mehrere Jahre am Leben bleiben kann. Er sieht darin keinen Sinn und möchte daher schon bald sterben.

d) Jemand ist durch eine schwere Krankheit so angegriffen, dass nur noch eine Lebenserwartung von einigen Wochen besteht. Das Leiden ist progressiv, und die Schmerzen sind möglicherweise nicht mehr auf ein erträgliches Maß reduzierbar. Durch Worte und Gesten signalisiert er: „Lasst mich sterben!"

Auch wenn diese Fälle nur grob skizziert sind, kann man davon ausgehen, dass sich bei einer Befragung eine Zunahme der Zustimmung von Fall (a) bis zu Fall (d) ergeben würde. Die Autoren dieses Buches sehen in allen vier Fällen den Wunsch, aus dem Leben zu gehen, als moralisch unangreifbar an, doch andere werden je nach Situation unterschiedlich werten.[9] Im konkreten Fall ist jedoch zu prüfen, wie dringlich und überlegt ein Sterbewunsch ist. Hierzu muss man sich natürlich zunächst einmal in die Lage des Betreffenden, aber auch z. B. seiner Angehörigen hineinversetzen. Im Falle (a) müssten die „unerfreulichen Entwicklungen" sicherlich genauer erörtert werden. Beispielsweise könnte damit das Hineingleiten in eine Demenz gemeint sein mit der Perspektive, noch jahrelang weiterleben zu müssen, was der Betreffende z. b. aufgrund von Erfahrungen in seinem Verwandten- oder Freundeskreis weder sich noch seinem Umfeld zumuten will.

6.7 Moralische Fragen an die bei FVNF beteiligten Personen

Wenn jemand durch FVNF aus dem Leben gehen will, werden sich alle Beteiligten fragen, ob ihr Verhalten in diesem Zusammenhang zu rechtfertigen ist. Dabei gehen wir von den in unserer Gesellschaft vorherrschenden moralischen Spielregeln aus. Es geht hierbei z. t. um schwierige Gewissensentscheidungen, die auch später noch, im Rückblick, manchen Beteiligten emotionale Probleme bereiten können.

Der Patient: Es ist für nicht Betroffene kaum möglich, sich in die Situation eines schwer leidenden, häufig schon sehr alten Menschen hineinzuversetzen, und zu dessen möglichen moralischen Problemen soll hier daher nur in wenigen Andeutungen etwas gesagt werden. Jemand, der vorzeitig aus dem Leben gehen will, muss sich wohl in erster Linie fragen, ob das Ausmaß des eigenen Leidens es rechtfertigt, diesen Wunsch schon *jetzt* zu verwirklichen. Dass der Tod und damit der Abschied unausweichlich näher rückt, wird den Angehörigen und Freunden durch den Sterbewunsch womöglich deutlicher mitgeteilt, als es ihnen erträglich scheint. Wenn der Patient noch zeitweilig mit den anderen im lebendigen Austausch steht, dann werden diese sich vermutlich heftiger gegen seinen Sterbewunsch auflehnen, als wenn sie verspüren, dass seine Tage ohnehin gezählt sind. Es mag für sie manchmal schon eine erhebliche Erleichterung bedeuten, wenn der Patient – nach Bekunden seiner festen Absicht – das Sterbefasten noch etwas hinausschiebt.

Den Patienten könnte auch die Frage beunruhigen, ob der Aufwand der von ihm erhofften Betreuung (beim Sterbefasten) nicht die Kräfte eines Angehörigen überfordern wird. Dieser könnte ja bereits mit eigenen Problemen sehr belastet sein. Angehörige könnten sich im Extremfall aus weltanschaulichen Gründen dem Sterbewunsch rigoros widersetzen und den Patienten damit vor die Frage stellen, ob er sich von ihnen womöglich trennen sollte. In beiden Fällen kommt theoretisch die Möglichkeit in Betracht, dass er sich in die Obhut eines Hospizes begibt, sofern sich ein solches in Kenntnis seiner Patientenverfügung (in der die Möglichkeit, den Tod durch FVNF zu beschleunigen, enthalten ist) dazu bereit erklärt. Uns liegen zwar einige Aussagen vor, dass dies grundsätzlich nicht im Widerspruch zur Hospizidee stehe, doch gibt es hierzu auch Gegenpositionen.[10]

Die Angehörigen des Sterbewilligen: Diese sollten sich als erstes darüber Rechenschaft geben, ob die Absicht des Patienten, durch Sterbefasten vorzeitig aus dem Leben zu gehen, auf eine zu geringe Unterstützung zurückzuführen ist (zur ärztlichen Beurteilung des Sterbewunsches s. u.; bei den nachfolgenden Überlegungen wird der Einfachheit halber nicht auf die Möglichkeit eingegangen, dass sich der Patient womöglich bereits in einem Pflegeheim befindet bzw. dass seine Verlegung in ein solches in Betracht zu ziehen ist). Dies könnte an mangelnder Zuwendung liegen oder aber daher rühren, dass Angehörige nicht die Kraft, die Zeit und die finanziellen Mittel haben, um dem Patienten all das zu bieten, was seine Situation noch einigermaßen erträglich, ja vielleicht zeitweilig erfreulich machen würde.

Die Angehörigen könnten auf den Sterbewunsch mit einer Verstärkung ihrer Anstrengungen reagieren. Sie könnten aber – besonders wenn sie bereits physisch und psychisch am Ende ihrer Kräfte sind – auch aufatmen bei der Vorstellung, dass diese Situation sich nun dem Ende zuneigt. Eine große Schwierigkeit besteht dann, wenn der Patient zwar immer wieder äußert, er möchte nun sterben, darüber aber keine konkrete Vorstellung entwickelt und somit nicht selber fragt, „was man denn tun könne". Angehörigen mag es dann auf der Zunge liegen, den Leidenden auf FVNF hinzuweisen und somit möglicherweise von ihm einen Entschluss zu fordern. Diesen Hinweis tatsächlich zu geben, würde wohl fast jedem große Skrupel bereiten und, so man darüber diskutieren wollte, auf massive Kritik in der Gesellschaft stoßen.

Bei diesen Problemen kommt es leicht zu einer Interessenvermengung, die als moralisch besonders schwierig empfunden wird: Der Patient will sterben; dies würde einem selber helfen, weil man von der Pflege-Belastung befreit würde, und eben deshalb sollte man seinen Wunsch *nicht* unterstützen.[11] Es kann aber auch das entgegengesetzte Problem vorliegen, dass man den Sterbewunsch ganz schrecklich findet und daher Gefahr läuft, dem Patienten Vorwürfe zu machen, um ihn von seinem Vorhaben abzubringen. Wer hier nicht weiter weiß, sollte ohne Zögern die Problematik nicht nur mit dem Arzt erörtern, sondern auch versuchen, sich durch psychotherapeutische Beratungsgespräche helfen zu lassen.

Der Arzt: Auch für den betreuenden Arzt können sich die soeben angesprochenen Probleme ergeben. Es könnten von einem Patienten Signale ausgehen, die (1) auf einen Sterbewunsch hindeuten; aber der Patient hat diesen nicht klar geäußert. Es könnte aber auch sein, dass (2) der Patient den Arzt fragt, auf welche Weise er vorzeitig aus dem Leben scheiden könnte, oder dass (3) der Patient hierzu bereits selber einen Vorschlag bzw. festen Wunsch äußert. Wir nehmen an, dass der Arzt mit den – manchmal großen – psychologischen Schwierigkeiten, die in diesen drei Situationen für ihn selbst und für den Umgang mit dem Patienten auftreten, professionell umgehen kann, und betrachten lediglich die ethischen Aspekte, welche sein Verhalten leiten könnten. Im Fall (1) muss er selbstverständlich erst einmal abwarten.

Zunächst wird sich der Arzt über mehrere Punkte Klarheit verschaffen: Überblickt der Patient seine gegenwärtige Lage und entspringt somit sein Wunsch einem (noch) klaren Denken? Ist sein Wunsch gefestigt, also dauerhaft? Wird die Beantwortung dieser Fragen erheblich erschwert, weil eine – womöglich krankhaft erscheinende – seelische Notlage besteht? Wir erwarten vom Arzt keine psychiatrische Untersuchung; falls ihm die Beurteilung schwer fällt, sollte er einen Kollegen bitten, sich ebenfalls mit dem Patienten zu befassen. Nur beim ganz dringenden Verdacht einer psychiatrischen Erkrankung muss er die Abklärung einem Fachmann übertragen. Es geht hier somit um die Einhaltung von Sorgfaltsgeboten.

Wenn mögliche Bedenken gegen die Freiverantwortlichkeit des Sterbewunsches ausgeräumt worden sind, kommt die Weltanschauung des Arztes ins Spiel. Wenn sich für ihn jegliche Unterstützung einer freiwilligen Lebensbeendigung ethisch verbietet, er sich aber als Mitglied einer pluralistischen Gesellschaft versteht, dann sollte er die oben gestellten Fragen 2 und 3 zum Anlass nehmen, dem Patienten einen anderen Arzt vorzuschlagen, der diesem vorbehaltlos und umfassend antworten wird. Andernfalls wird er die Situation sorgfältig abwägen, vor allem in Gesprächen, in die auch die Angehörigen und die Pflegenden einbezogen werden. Er muss sich auch mit der Möglichkeit befassen, dass der Patient in einer fortgeschrittenen Phase des Sterbefastens trotz bester Mundpflege nach Medikamenten verlangen könnte, die ihm die Fortsetzung des Flüssigkeitsverzichts erleichtern.

Entscheidend bleibt die Frage: Soll der Arzt (gegebenenfalls auch die Angehörigen oder Pflegenden) dem Patienten Informationen über die Möglichkeit des Sterbefastens vorenthalten? Die Einstellung „wir wollen den Patienten nicht auf diese Idee bringen; wenn er aber davon bereits aus anderen Quellen weiß, ist das eine andere Sache" ist offenbar nicht selten (auch im Bereich von Pflege und Hospiz ist sie anzutreffen). Manche werden dies als „pragmatisch" bewerten, andere, uns eingeschlossen, jedoch als ungerechtfertigte Bevormundung. Damit werden diejenigen Patienten, die über solche Informationen nicht bereits (manchmal wohl nur durch einen Zufall) verfügen, entmündigt und – wenn sie eine Selbsttötung mit Medikamenten nicht realisieren können – gezwungen, am Leben zu bleiben, obwohl sie sich den Tod doch sehnlichst wünschen.

Die Pflegenden: Viele der bereits angesprochenen Gesichtspunkte gelten natürlich auch für die Pflegenden sowie für die Hospizdienst Leistenden. Besonders wenn sie den Patienten schon länger betreut haben, wird ihre gute Kenntnis seiner körperlichen wie seelischen Entwicklung und seiner momentanen Verfassung für die Familie, aber auch für den Arzt großes Gewicht haben. Es wird somit für eine Pflegeperson immer auch darum gehen, die erworbene Kompetenz geltend zu machen, ohne den Sterbewunsch zu bewerten.

Wenn jemand aus der Gruppe der Pflegenden die Unterstützung einer freiwilligen Lebensbeendigung moralisch nicht vertreten kann, hat er das Recht, sich der Situation mit eben dieser Begründung zu entziehen. Wenn es ihm schwer zu schaffen macht, auf einmal nicht mehr dem Stillen von bislang natürlichen Bedürfnissen zu dienen, sondern nur noch für die Erleichterung des Sterbens zu sorgen, dann sollte er sich ebenfalls von diesem Dienst befreien lassen, statt womöglich in Versuchung zu geraten, bewusst oder unbewusst die Verwirklichung des Sterbefastens zu behindern. Für einen Patienten, der dem Lebensende entgegensieht, wird die Weigerung eines vertrauten Pflegenden, ihn weiter zu betreuen, sehr belastend sein. Sie sollte entsprechend schonend angekündigt und ehrlich begründet werden. Sie darf auf keinen Fall als mögliches Druckmittel eingesetzt werden, um den Patienten von seinem Sterbewunsch wieder abzubringen. Wer indes zur Unterstützung dieses Wunsches in der Lage und willens ist, wird dann vielleicht erfahren, dass die Hilfe zum Leben und die Hilfe zum Sterben durchaus zueinander passen können.

6.8 Abschluss: Ein hypothetischer Fall

Im Rahmen dieses Buches konnte nur ein Teil der ethischen Fragen behandelt werden. Es gibt hierzu eine Reihe von sehr anspruchsvollen Büchern (z. B. Warnock/Macdonald 2008; Quill/Battin 2004; sowie Jens/Küng 2009), doch kommt man selbst durch philosophisch geschulte und äußerst detaillierte Betrachtung dieser Probleme nicht zu Antworten, die *alle* akzeptieren müssten (wie es z. B. bei juristischen Fragen weitgehend der Fall ist). So lautet bezeichnenderweise der Untertitel des Buches von Dworkin et. al. (1998) über Euthanasie und ärztlich unterstützte Selbsttötung: „For and Against" („Für und Wider").

Abschließend wollen wir noch einmal an einem Beispiel,

nämlich einem hypothetischen Fall von FVNF illustrieren, wie alle Beteiligten mit den in einer realen Situation auftretenden Fragen umgehen könnten, so dass einem Sterbewilligen der Wunsch nach einem humanen, würdevollen Tod erfüllt wird. Angenommen, eine ältere Frau, die an Krebs leidet und bereits Chemotherapie und Bestrahlung durchgestanden hat, richtet an ihren Hausarzt diese Frage:

„Wenn ich keine weitere Chemotherapie und keine Bestrahlungen mehr auf mich nehmen werde, verhelfen Sie mir dann zu einem humanen Tod zuhause, indem Sie mir hierzu Informationen geben und für Palliativ-Versorgung sorgen? Mein Onkologe meint, es wäre töricht, weitere Behandlungen abzulehnen, denn sie würden mir eine 20-prozentige Chance für eine vollständige Heilung geben. Wenn ich aber darauf verzichte, sei mein Leben bald zuende. Aber ich fürchte mich weniger vor einem baldigen Tod als vor nochmaliger Chemo- und Radiotherapie – mit einer 80-prozentigen Chance, trotzdem in absehbarer Zeit zu sterben. Ich würde statt dessen lieber noch zwei weitere Monate in meinem derzeit ganz ordentlichen Zustand leben und bin bereit, dann zu sterben."

Es herrscht allgemeine Übereinstimmung darüber, dass ein Arzt einer Krebspatientin beistehen soll, zu einer Entscheidung zu kommen, ob sie noch eine Behandlung akzeptiert oder nicht. Hierbei ist das Urteil der Patientin über die Qualität des ihr noch verbleibenden Lebens ein entscheidender Gesichtspunkt.

Nehmen wir an, dass unsere Patientin, voll informiert, weitere Behandlungen (also Chemo- und Radiotherapie) ablehnt und der Tumor drei Monate später zu ernsthaften Symptomen führt. Sie hat, auch wenn sie entgegen dem Rat des Onkologen die Chance für ein mehrmonatiges oder sogar mehrjähriges Weiterleben nicht genutzt hat, nun Anspruch auf palliative Versorgung. Sie wird ihren Hausarzt fragen, wie sie eigenverantwortlich und auf humane Weise ihren Tod vorzeitig herbeiführen könnte. Immer mehr Ärzte antworten heutzutage auf derartige Fragen, indem sie über alle legalen Möglichkeiten informieren, die sich in dieser Situation anbieten. Bei einer Lebenserwartung der Patientin von höchstens einigen Monaten sollte ein Arzt nicht in die Kritik geraten, wenn er sie darüber aufklärt, dass sie durch freiwilligen Verzicht auf Nahrung und Flüssigkeit vorzeitig aus dem Leben gehen kann.

Unsere Patientin kommt nun wieder zum Arzt. Ihre beiden Kinder begleiten sie. Sie sagt, sie habe die von ihm erhaltenen Informationen über FVNF gelesen und mit den Kindern besprochen. Diese unterstützen ihre Entscheidung für FVNF und sind bereit, sich um sie zu kümmern.[12] Sie legt nun eine Patientenverfügung vor, in der sie bestimmt hat, dass sie keine künstliche Ernährung und keine Flüssigkeitssubstitution zulässt, sobald sie angefangen hat, auf Essen und Trinken zu verzichten. Dieses Mal lautet ihre Frage an den Arzt:

> „Angesichts meiner rasch dahinschwindenden Lebensqualität habe ich vor, ab nächster Woche nichts mehr zu essen und zu trinken, um dadurch den Tod eher herbeizuführen. Meine Kinder werden sich um mich zuhause kümmern. Ich hoffe sehr, dass Sie mir adäquate palliative Versorgung gewähren."

Sie verlangt damit, dass eine gute Mundpflege gewährleistet ist; dass ihr Schlaftabletten für die Nacht zur Verfügung gestellt werden sowie eventuell milde Sedativa, sollte es zu panikartigen Zuständen kommen; und dass, falls sie Schmerzen hat (z. B. aufgrund des Tumors), geeignete Medikamente verordnet werden; notfalls müsste dann auch Morphium gegeben werden.

Wenn der Arzt einverstanden ist (andernfalls könnte er sich erst einmal Rat bei einem in Pallitiavmedizin erfahrenen Kollegen holen oder die Patientin sogleich an solch einen Kollegen verweisen), wäre es vernünftig, der Patientin die ethischen Grenzen, die er nicht zu überschreiten gedenkt, klar zu machen. Das betrifft insbesondere die Möglichkeit der palliativen Sedierung. So könnte er ihr, um falschen Erwartungen an eine „adäquate palliative Versorgung" vorzubeugen, sagen, dass seiner Meinung nach die Durchführung von FVNF keine Indikation darstellt, jemanden künstlich in einen Schlaf bis zum Eintritt des Todes zu versetzen (vgl. Kap. 2.1). Diese Maßnahme komme für ihn nur in Betracht, wenn sich Symptome entwickeln (z. B. extreme Unruhe), die mit weniger radikalen Maßnahmen nicht in den Griff zu bekommen seien. Andererseits kann sich natürlich in manchen Fällen die Indikation für eine subkutane Benzodiazepin-Injektion ergeben (um die Patientin vorübergehend in Schlaf zu versenken) oder für ein antipsychotisches Medikament, um etwas gegen Verwirrung und Ruhelosigkeit zu tun. Derartige Medikamente führen bei richtiger Dosierung – also proportional zur Stärke der Symptome – nicht dazu, dass die Patientin früher stirbt.

Der Arzt wird nun noch die Angehörigen und das Pflegepersonal über die bestmögliche Pflege und über bei FVNF eventuell auftretendende Probleme sowie über deren Bewältigung informieren. Er wird bei unerwarteten Entwicklungen erreichbar sein. Sollten nach ein paar Tagen größere Beschwerden durch Durst eintreten und diese für die Patientin nicht zu ertragen sein, dann könnte sie sich entscheiden, zunächst einmal wieder etwas Wasser zu trinken, um später vielleicht einen neuen Anlauf zu versuchen. Der Arzt könnte ihr statt dessen aber auch ein stärkeres Beruhigungsmittel verordnen, mit dessen Hilfe sie den Flüssigkeitsverzicht fortsetzt, bis Ermüdung und Entkräftung das Durstproblem zurücktreten lassen und schließlich ein friedliches Versterben möglich wird.

Diese Beschreibung eines denkbaren Falles lässt bewusst viele reale, nicht zuletzt zwischenmenschliche Probleme beiseite, die in der Realität den Verlauf verkomplizieren können. Das wird wohl jedem, der dieses Buch durchgelesen hat, bewusst sein. Jeder Fall von FVNF wird seine eigenen Schwierigkeiten mit sich bringen; der eine wird besonders belastend, der andere wiederum besonders harmonisch für alle Beteiligten verlaufen. Wir hoffen jedoch, dass die Informationen und Überlegungen, die durch dieses Buch vermittelt wurden, die wichtigsten Voraussetzungen dafür bieten, dass dieser Weg aus dem Leben zu einem guten Ende führt – für den, der ihn wählt, und jene, die ihn dabei begleiten.

Anmerkungen

Vorwort

1 Im Englischen gibt es hierfür verschiedene Bezeichnungen und Abkürzungen: Voluntarily Stopping Eating and Drinking (VSED, Quill et al. 1997); Voluntary Refusal of Food and Fluid (VRFF, Ganzini et al. 2003); Stopping Eating and Drinking (STED, Chabot 2007); self-denial of food and drink (Warnock/MacDonald 2008).

2 Angesichts der schwerfälligen Abkürzung „FVNF" entstand das Bedürfnis, einen einprägsamen und positiven Begriff einzuführen, der sich vor allem außerhalb von medizinischen oder juristischen Fachdiskussionen anbietet. „Sterbefasten" ist zwar kein bereits verbreiteter, aber doch ein intuitiv einleuchtender und nicht bereits anderweitig vergebener Begriff. Dass er nicht präzise ist, da der Verzicht auf Trinken in „Fasten" gewöhnlich nicht enthalten ist, sollte kein gravierender Einwand gegen seine Verwendung sein.

3 Dannenberg-Mletzko, L. (2010): Selbstbestimmung, Patientenverfügung und Sterbehilfe. Teil 2: Grundsatzdiskussion. Fachbuchjournal 2010, Nr.3, 44–57. Die Besprechung von „Ausweg am Lebensende" beginnt auf S. 55. Synofzik, M. (2011): Rezension: Boudewijn Chabot, Christian Walther (2010) Ausweg am Lebensende. Selbstbestimmtes Sterben durch freiwilligen Verzicht auf Essen und Trinken. Ethik in der Medizin (im Druck).

Kapitel 1

1 In der Broschüre „Wenn das Altwerden zur Last wird" findet man ebenfalls eine Liste von Kontaktadressen und Ansprechpartnern (zu bestellen über den Publikationsversand der Bundesregierung, PF 481009, 18132 Rostock; 4. Auflage gerade in Vorbereitung. 3. Auflage vergriffen, aber als Download erhältlich beim Bundesfamilienministerium). In Stuttgart gibt es einen Arbeitskreis „Psychotherapie in der 2. Lebenshälfte" (www.psychotherapie-fuer-aeltere-stuttgart.de). Psychotherapeutische Hilfe kann auch im Alter sehr wirkungsvoll sein.

2 S. 167 u. S. 277–279 in Erlemeier/Wirtz (2001). Zahlreiche, z. T. aber veraltete Kontaktangaben, nach Bundesländern geordnet, sind auch bei Teising (1992) zu finden. Dieses über 15 Jahre alte Buch, welches zu etwa zwei Dritteln sich mit dem Phänomen und den Ursachen von „Alterssuizid" (vor allem aus psychoanalytischer Sicht) befasst, ist leider insofern aktuell geblieben, als die wichtigsten Vorschläge, die darin konkret für

die Prävention gemacht wurden, auch heute noch eher als Wunschvorstellungen zu bewerten sind. Deren Verwirklichung stehen leider knappe Kassen, begrenzte personelle Ressourcen und effizienzbetonte Konzepte bei der Betreuung und der medizinisch-pflegerischen Versorgung der Alten entgegen.

3   Diese prinzipielle Offenheit ist in der deutschen Literatur zum Thema Sterben noch keineswegs die Regel, vergl. etwa T. R. Payk (2009) und A. Finzen (2009). Payk lehnt die Beihilfe zur Selbsttötung ab, während Finzen es bei Lippenbekenntnissen bewenden lässt. Dass die von uns vertretene Offenheit nicht gleichbedeutend ist mit einer *Gleichartigkeit* der beiden Optionen, steht auf einem anderen Blatt. Für die meisten dürfte klar sein, dass es jemandem sehr schwer fallen kann, sich z. B. für die kranke Mutter oder den Vater von der Hilfe zum Leben auf einmal auf die Hilfe zum und beim Sterben umzustellen (vgl. auch Kap. 2.3).

4   Der hinzugezogene zweite Arzt soll in den Niederlanden ein Mitglied der Organisation SCEN (Support and Consultation Euthanasia Netherlands) sein. Dies ist ein landesweites Netzwerk von über 600 Ärzten mit besonderer Ausbildung für die Begutachtung von Anträgen auf ärztliche Sterbehilfe und für die Verbesserung der Palliativpflege.

5   Oberster Gerichtshof der Niederlande, Fall Schoonheim, NJ 1985 Nr. 106, in Griffiths et al. 2008.

6   In Deutschland gibt es keine Regelung für die palliative Versorgung von Patienten, die durch FVNF aus dem Leben gehen. Es liegt aber nahe, dass die Verpflichtungen bei der ärztlichen Sterbebegleitung, die die Bundesärztekammer 2004 veröffentlicht hat, sinngemäß auch bei FVNF gelten, insbesondere Punkt II. „Verhalten bei Patienten mit infauster Prognose" (infaust = aussichtslos).

7   Da zum Schutze von Menschen, die sich z. B. in einer Kurzschlussreaktion das Leben nehmen wollen, verlässliche Informationen über humane Möglichkeiten der Selbsttötung nicht für die breite Öffentlichkeit verfügbar gemacht werden und andererseits viele unseriöse Tipps hierzu im Internet kursieren, sei hierzu auf das Buch „Wege zu einem humanen, selbstbestimmten Sterben" der niederländischen Stiftung WOZZ hingewiesen. Dieses Buch ist 2008 in einer 2. Auflage im Eigenverlag der Stiftung WOZZ erschienen und kann über deren deutsche Webseite bestellt werden (http://www.wozz.nl/de/).

Kapitel 2

1   Siehe Fußnote 8 in „Patientenverfügung", Referat Presse- und Öffentlichkeitsarbeit des BMJ, Berlin 2009: „Eine fachgerechte lindernde Behandlung einschließlich der Gabe von Morphin wirkt in der Regel nicht lebensverkürzend. Nur in Extremsituationen kann gelegentlich die zur

Symptomkontrolle notwendige Dosis von Schmerz- und Beruhigungsmitteln so hoch sein, dass eine geringe Lebenszeitverkürzung die Folge sein kann (erlaubte sog. indirekte Sterbehilfe)." Dies wurde für die USA z. B. auch in den Entscheidungen des amerikanischen Supreme Court in den beiden Fällen Vacco gegen Quill bzw. Washington gegen Glucksberg bestätigt; [Vacco v. Quill.] 117 S.Ct. 2293 (1997), [Fall Washington v. Glucksberg], 117 S.Ct. 2258 (1997).

2 Siehe Carlo Grimm, Kap. 2.1.2 „Indirekte Sterbehilfe (Gabe schmerzlindernder Medikamente mit lebensverkürzender Wirkung)", S. 34–46, in Grimm/Hillebrand (2009).

3 Dies wird manchmal auch noch als „terminale Sedierung" bezeichnet, wovon jedoch abzuraten ist, da der Begriff „terminal" den Eindruck sowohl eines empfundenen, nahen Endes erweckt, als auch in seiner aktiven Form das Beenden eines Vorgangs; „palliativ" (lateinisch pallium = Mantel, der, bildlich gesprochen, hier also behütend umgelegt wird) verweist auf helfendes Handeln aus medizinischer Erwägung und Kompetenz.

4 http://www.bundesaerztekammer.de/downloads/Sterbehilfe.pdf

5 „Ärztliche Beihilfe zum Sterben" („physician assisted dying") ist ebenso wie „Sterbehilfe" ein mehrdeutiger Begriff; seine Bedeutung reicht von einer Sterbebegleitung, die Leiden mindert, über die Hilfe beim Suizid bis zur Tötung auf Verlangen (Euthanasie).

Kapitel 3

1 „Grundsätze der Bundesärztekammer zur ärztlichen Sterbebegleitung", Dtsch. Ärztebl. (2004) 101(19): A-1298 / B-1076 / C-1040. Eine neue Version wird voraussichtlich 2011 erscheinen. Wir beziehen uns auf die Version von 2004 und hinsichtlich der Berufsordnungen gilt ebenfalls der Stand bei Drucklegung (2010). Wir bitten Leser aus anderen deutschsprachigen Ländern um Verständnis, dass wir eine Klärung dieser Fragen in Kap. 3.3 vorerst nur für die Bundesrepublik Deutschland vornehmen konnten.

2 Wir haben hierzu zwei Stichproben gemacht: Weder in Hein (2007) noch in Andreae et al. (2008) ist über FVNF etwas zu finden.

3 Informationen zu diesen Themen findet man bei Putz/Steldinger (2007) und Vetter (2005).

4 Denkbar wäre z. B., dass beim Patienten ein eher psychologisches Problem besteht, sei es beispielsweise eine „fixe Idee" gepaart mit „Altersstarrsinn", sei es ein Bedürfnis, jemanden durch das vorzeitige Sterben für irgendetwas zu „bestrafen".

5 Dies könnte sich in etwa folgender Formulierung niederschlagen: „In ... [Anzahl] Gesprächen ergaben sich keine Hinweise, die gegen die Freiverantwortlichkeit von Frau/Herrn X sprechen." Beratungen muss

man selbst bezahlen, probatorische Sitzungen kann die Krankenkasse bezahlen.

6 Ein Teil von Kapitel 5.4 sowie die zugehörigen Anmerkungen gehen auf berufsrechtliche Aspekte ein, die in solch einem Falle zu berücksichtigen sind.

7 Man muss sich sicher sein, dass dieser Psychiater im Prinzip jemandem in einer Situation wie der des Patienten die Möglichkeit zugesteht, eine rational bestimmte Entscheidung für ein vorzeitiges Sterben zu treffen. Auch wenn Gutachten von anderen Ärzten oder Psychologen bei einer eventuellen späteren Auseinandersetzung relevant sind, muss doch darauf hingewiesen werden, dass die von Gerichten beauftragten Gutachter immer Psychiater sind und deren Beurteilung als gewichtiger erachtet werden könnte. Dies wird jedoch nicht automatisch geschehen, da ein vom Gericht bestellter Gutachter den Fall nur noch „nach Aktenlage" beurteilt, weil er den Patienten nicht mehr untersuchen kann.

8 Aus psychiatrischer Sicht resultiert Suizid im Alter oft aus einer sensorischen Deprivation und/oder aus sozialer Desintegration, vor allem aber aus einer psychischen Erkrankung, die fast immer als „Depression" bewertet wird. In den Medien wird manchmal behauptet, Depression sei eine Volkskrankheit; in Deutschland seien ca. vier Millionen Menschen behandlungsbedürftig; in der Hausarztpraxis werde aber nur bei etwa der Hälfte der Fälle die depressive Erkrankung erkannt. Vor allem mit zunehmendem Alter nehme die Diagnose und Behandlungsquote immer weiter ab. Andererseits verschreiben Ärzte bekanntlich älteren Menschen relativ großzügig Antidepressiva. Der Fachbegriff „Depression" ist heutzutage derart weit gefasst, dass man bei ausgeprägter oder anhaltender Trauer – etwa nach dem Tode einer geliebten Person – fast schon mit der Frage rechnen muss, ob man krank sei und ärztliche Hilfe benötige. Psychiater beschäftigen sich zwar im Prinzip mit inadäquaten Reaktionen von Menschen auf Lebenssituationen und leisten hier unverzichtbare ärztliche Hilfe. Sie sind aber nicht dafür zuständig, wie jemand eine Lebenssituation aufgrund seiner Lebensgeschichte und seiner Weltanschauung zu bewerten hat (vgl. Sullivan et al. 1998). Es dürfte allgemein akzeptiert sein, dass es im Alter nun einmal vieles gibt, was die Freude am Weiterleben ganz erheblich beeinträchtigen kann. Natürlich ist es manchmal schwer zu beurteilen, ob der Wunsch, das Leben zu beenden, als inadäquat betrachtet werden sollte oder nicht. Psychiater dürften sich diesem Wunsch häufig widersetzen, u. a. aus den hier angegebenen Gründen.

9 Siehe: http://www.patientenverfuegung.de/
und http://www.standard-patientenverfuegung.de/Ankreuzvariante.pdf

10 Es kann das Vollmachts-Formular des Bundesministeriums der Justiz verwendet werden. Gemeinnützige Einrichtungen z. B. der Caritas, Diakonie, Arbeiterwohlfahrt oder des Paritätischen Wohlfahrtsverbandes

und zudem Betreuungsstellen, die es in jeder Region gibt, helfen diesbezüglich weiter. Bundesweit bieten ferner einige Organisationen im Internet oder (wie die Deutsche Gesellschaft für Humanes Sterben (DGHS) nur für Mitglieder) spezielle Gesundheitsvollmachten an.

11 Obwohl man Organisationen wie Altersheime oder Pflegedienste in dieser Hinsicht rechtlich nicht als Garanten betrachtet, kann man auch diesen solch ein Erklärung anbieten.

12 Diese Angabe ist nicht als eine exakte Vorschrift zu verstehen. Der Flüssigkeitsbedarf variiert sicherlich von Person zu Person.

Kapitel 4

1 Für das Adjektiv „terminal" gibt es keine allgemein gültige Definition. In verschiedenen europäischen Ländern versteht man darunter gewöhnlich, dass eine nicht heilbare Krankheit mit einer Lebenserwartung von einigen Tagen bis zu einigen Wochen vorliegt. Manche terminale Patienten (z. B. viele Krebspatienten) können noch wenige Tage vor ihrem Tod Entscheidungen treffen, andere (z. B. Krebspatienten mit zusätzlicher Alzheimer-Demenz) können dies schon längere Zeit (d. h. Monate) vor ihrem Tod nicht mehr. Somit ist „nicht einwilligungsfähig" kein definitorisches Merkmal von „terminal".

2 Der Münchner Palliativmediziner G. D. Borasio, gemäß einem Bericht im Deutschen Ärzteblatt vom 3. März 2009: „Nachweislich wirkungslos sei auch eine Magensonde bei Patienten mit fortgeschrittener Demenz, die nicht mehr über den Mund Nahrung aufnehmen könnten. Obwohl damit weder eine Verbesserung der Lebensqualität, des Ernährungsstatus oder der Wundheilung erreicht werden könne, werde diese Maßnahme jedes Jahr mehr als 100.000 Mal in Deutschland praktiziert."
Ähnlich Stephan Sahm (2007): „Strategie gegen Übertherapie" in: Frankfurter Allgemeine Zeitung, 27.3.2007, S. 38.

3 Einer Meningiosis carcinomatosa, d. h. einer Krebszellaussaat an der Gehirn- und Rückenmarksoberfläche.

Kapitel 5

1 Auch in Österreich und der Schweiz ist Selbsttötung nicht strafbar. Nach österreichischem Recht (§78 StGB) und Schweizer Recht (Art. 115) ist jedoch Verleitung und Beihilfe zur Selbsttötung strafbar, in der Schweiz aber nur dann, wenn dies aus selbstsüchtigen Motiven erfolgt. In beiden Ländern gilt analog zu §323c StGB, dass das Unterlassen von Hilfeleistung bei Unfällen etc. strafbar ist (in Österreich nach §95 StGB, in der Schweiz nach Art. 128 (120)).

2 Bron (2003), S. 586.

3 Rückseitiger Klappentext des im Verlag Balance erschienenen Buchs von

Finzen (2009). Der Autor geht an diversen Stellen auf die Frage der Strafbarkeit von Suizidhilfe in Deutschland ein, aber so, dass der Leser hierzu letztlich keine ganz klare Antwort erhält.
4 Woellert/Schmiedebach (2008), Tab. 1, S. 31.
5 Verein „Humanität und Selbstbestimmung e. V." (HUS) c/o Anwaltskanzlei Bockelmann, Kirci, Frohner, Ostwender Str. 9, 30161 Hannover.
6 Einer älteren Frau war die Diagnose „Alzheimer-Krankheit" eröffnet worden. Sie traf daraufhin mustergültig alle rechtlich-organisatorischen Vorkehrungen für eine Selbsttötung im Kreise ihrer nächsten Angehörigen. Nachdem dies geschehen war, zeigten die Angehörigen selber den Tatbestand an, worauf die Staatsanwalt ihn prüfte und auf die Eröffnung eines Verfahrens verzichtete. Zur Begründung hieß es u. a.:
„Insgesamt zeigten die Ermittlungen daher, dass sich die Verstorbene intensiv mit dem Gedanken des Freitodes befasst hatte, um insbesondere den von ihr befürchteten weiteren Verlauf ihrer Erkrankung nicht erleben zu müssen. Hinweise darauf, dass die Verstorbene durch Dritte in einer Art und Weise beeinflusst wurde, die ihre freiveranwortliche Willensbetätigung ausgeschlossen oder auch nur beeinträchtigt hätte, sind […] genausowenig [vorhanden] wie dafür, dass die Verstorbene sich der Tragweite ihres Tuns nicht bewusst gewesen wäre… Insgesamt ist es bei dieser Sachlage den Beschuldigten als nahen Angehörigen nicht zumutbar gewesen, die geäußerte Selbsttötungsabsicht der Mutter durch Rettungsmaßnahmen unterlaufen zu müssen."
7 „Wer in Kenntnis der Freiverantwortlichkeit einer Selbsttötung diese nicht verhindert [beziehungsweise] eine nachträgliche Rettung unterlässt, ist nicht strafbar. Dies gilt auch für Personen in einer Garantenstellung." Deutscher Juristentag (2007), Band II/2 Sitzungsberichte (Diskussion und Beschlussfassung), IV. Suizid 1. Hinderungs- und Rettungspflicht S. N78
8 Nationaler Ethikrat (2006, 55): „7.4.2 Bestehen bei einem Suizidversuch eines schwer kranken Menschen klare Anhaltspunkte, dass der Versuch aufgrund eines ernsthaft bedachten Entschlusses erfolgt und dass der Betroffene jegliche Rettungsmaßnahme ablehnt, so sollen nach Auffassung der Mehrheit der Mitglieder des Nationalen Ethikrates Personen, die beispielsweise als Ärzte oder Angehörige eine besondere Einstandspflicht für den Suizidenten haben, von einer Intervention absehen dürfen, ohne Strafverfolgung befürchten zu müssen. Einige Mitglieder des Nationalen Ethikrates halten es für erforderlich, diese Möglichkeit auf Situationen zu beschränken, in denen die schwere Krankheit absehbar zum baldigen Tod führen wird."
9 Für eine sehr ausführliche, juristisch kompetente Behandlung dieser Fragen sei auf Putz/Steldinger (2007) verwiesen. Vgl. auch den juristischen Beitrag von A. Eser in Jens/Küng (2009), S. 143.

[10] Rüping/Lembke (2008); dort heißt es anschließend: „Behandlungsvertrag und Fürsorgepflicht, Berufsrecht und Strafrecht verpflichten den Behandler aber, die Gefahr von Selbstschädigungen in Folge einer psychischen Erkrankung stets im Blick zu behalten und zu erforschen, ob eine akute Suizidalität besteht, sowie alle Maßnahmen zu ergreifen, die notwendig und geeignet sind, eine Verzweiflungstat zu verhindern. Dabei hat der Psychotherapeut einen gerichtlich nur eingeschränkt überprüfbaren Beurteilungsspielraum sowohl hinsichtlich der Aktualität der Gefahr als auch hinsichtlich der Eignung des möglichst wenig eingreifenden Schutzmittels."

[11] Für eine Fallkonstellation, in der ein alter Vater den Sterbewunsch äußert und die Familie sich fragt, wie sie damit umgehen sollte, sei hier noch die Auffassung des Ausschusses Ethik und Berufsordnung bei der hessischen Psychotherapeutenkammer (Landeskammer für psychologische Psychotherapeutinnen und -therapeuten und Kinder- und Jugendlichenpsychotherapeutinnen und -therapeuten Hessen) zitiert, der sich auf Anfrage hiermit freundlicherweise im Nov. 2009 befasst hat:

„Was die Absicht der Familie betrifft, ihre Haltung zum Sterbewunsch des Vaters mit professioneller Hilfe zu klären, so kann das durchaus Gegenstand eines Beratungsvertrages zwischen Familie und Psychotherapeut sein. Sollte der Sterbewillige selber eine Beratung wünschen, muss dies aus Gründen der Schweigepflicht (§ 11) und Abstinenz (§ 13, hier insbesondere Abs. 5) von einem anderen Psychotherapeuten übernommen werden.

Wenn die vom Fragesteller skizzierte Konfliktsituation für ihn mehr als nur theoretische Bedeutung hat, empfiehlt ihm der Ausschuss eine Klärung in einer Supervision."

[12] Falls eine reine Begutachtung (ohne den Anspruch einer Beratung) vorgenommen wird, ist es nötig, die Nachhaltigkeit des Sterbewunsches zu belegen. Der Patient muss hierzu mehrfach befragt werden, also an mehreren (z. B. drei) Tagen, die über einen Zeitraum von mindestens einer Woche verteilt sein sollten. Das verlangt natürlich viel Geduld vom Patienten und seinen Angehörigen, und in manchen Situationen dürfte dies wohl kaum zumutbar sein.

[13] Falls vor, während oder nach solch einem Sterbefall die Notwendigkeit entstehen sollte, sich an einen Anwalt zu wenden, so empfiehlt sich hierfür ganz besonders das Büro PUTZ & STELDINGER, Medizinrechtliche Sozietät, Quagliostr. 7, 81543 München, Tel: 089/ 65 20 07 und Fax: 089/ 65 99 89.

[14] Wenn etwas in dieser Hinsicht heutzutage als maßgeblich anzusehen wäre, dann allenfalls das sog. Genfer Gelöbnis. Doch auch aus diesem lässt sich bei vorurteilsfreier Betrachtung keine Aussage zur möglichen Rolle des Arztes bei Selbsttötungen gewinnen. Es heißt dort u. a.: „Die

Gesundheit meines Patienten soll oberstes Gebot meines Handelns sein." Und: „Ich werde jedem Menschenleben von seinem Beginn an Ehrfurcht entgegenbringen und selbst unter Bedrohung meine ärztliche Kunst nicht in Widerspruch zu den Geboten der Menschlichkeit anwenden".

[15] „Das Leiden der Anderen", Der Spiegel 48/2008 (24.11.2008), S. 164ff. Genauer Wortlaut: „Wird bekannt, dass der Arzt bei der Vorbereitung geholfen hat, kann die Ärztekammer ein berufsrechtliches Verfahren gegen ihn in Gang bringen; am Ende könnte der Entzug der Approbation stehen – theoretisch. „Aus den 33 Jahren meiner Tätigkeit", sagt Bundesärztekammerpräsident Jörg-Dietrich Hoppe, „kann ich mich nicht an einen einzigen solchen Fall erinnern."

[16] FVNF mit ärztlicher Begleitung sollte daher auch *nicht* als „ärztlich assistierter Suizid" bezeichnet werden.

[17] „Wer helfen will, kann das tun", Der Spiegel 29/2010, S. 104–106. Wortlaut:
»SPIEGEL: In einer Münchner Klinik verübte eine Tumorpatientin ganz offiziell Suizid unter ärztlicher Aufsicht, indem sie das Essen und Trinken einstellte. Die Mediziner haben dafür gesorgt, dass sie dabei nicht leidet. Das ist legal?«
Hoppe: Ja. Auf diese Weise ist auch meine Schwiegermutter gestorben. Sie war 84, sie hatte eine partielle Demenz und einen Tumor. Sie fühlte sich nicht mehr kommunikationsfähig. Aber sie hatte keine Depression und immer noch einen klaren, festen Willen. Sie hat aber niemanden gebeten, ihr mit einem Medikament zu helfen, sondern hat sich entschieden, durch Verhungern aus dem Leben zu scheiden. Ihr Hausarzt hat sie begleitet, er fühlte sich völlig im Recht. Ich habe ihn dabei unterstützt. Ich habe gesagt, wenn sie nicht mehr will, dann müssen wir das respektieren.«

[18] In Baden-Württemberg und Nordrheinwestfalen gibt es zwei Kammern, daher insgesamt 17 Landesärztekammern. In den Berufsordnungen dreier Landesärztekammern (Bayern, Berlin-Brandenburg und Thüringen), die daraufhin eingesehen wurden, findet sich gleichlautend: „Aufgabe des Arztes/der Ärztin ist es, das Leben zu erhalten, die Gesundheit zu schützen und wiederherzustellen, Leiden zu lindern, Sterbenden Beistand zu leisten und an der Erhaltung der natürlichen Lebensgrundlagen im Hinblick auf ihre Bedeutung für die Gesundheit der Menschen mitzuwirken." Die Begriffe „Sterbehilfe" und „Suizid" kommen nicht vor, hingegen „berufsunwürdiges Verhalten".

[19] Deutscher Juristentag (2007), Band II/2 Sitzungsberichte (Diskussion und Beschlussfassung), IV. Suizid 5. Standesrechtliche Missbilligung des ärztlich assistierten Suizids, S. N80

[20] Interview mit Prof. J.Taupitz, „Es gibt keinen Zwang zum Leben", Der Spiegel, Heft 11 (2009), S. 58–60

21 Hier ist darauf hinzuweisen, dass „Palliativpatient" eine für die Krankenkassen relevante Klassifizierung darstellt, etwa vergleichbar mit den verschiedenen Pflegestufen. Hierfür muss zunächst von einem niedergelassenen Arzt oder einem Klinikarzt eine Verordnung „Palliativmedizin" ausgestellt werden. Diese wird der Kasse zugeleitet, meist zusammen mit einer ausführlichen Begründung. Die Kasse prüft die Situation und erteilt erst dann ihre Zustimmung. Durch neue gesetzliche Rahmenbedingungen (die sog. SPAV-Richtlinie, auf die hier nicht eingegangen werden kann) sind die Dinge derzeit (2009) etwas im Fluss, und es kann daher eine Rolle spielen, in welchem Ort oder Landkreis der Patient ansässig ist.

22 Zur Veranschaulichung sei hier auch §52(2) noch zitiert: „Haben sich Versicherte eine Krankheit durch eine medizinisch nicht indizierte ästhetische Operation, eine Tätowierung oder ein Piercing zugezogen, hat die Krankenkasse die Versicherten in angemessener Höhe an den Kosten zu beteiligen und das Krankengeld für die Dauer dieser Behandlung ganz oder teilweise zu versagen oder zurückzufordern." §52a Leistungsausschluss ist für unser Thema irrelevant. Er stellt klar, dass man nicht aus dem Ausland eigens für eine medizinische Behandlung anreisen und diese hier „auf Krankenkasse" durchführen lassen kann.

23 In einem internen Rundschreiben einer gesetzlichen Kasse zu § 52 heißt es u. a.: „Nach der Gesetzesbegründung soll sich die Krankenkasse bei ihrer Entscheidung unter Abwägung der Umstände des Einzelfalles mit den wohlverstandenen Interessen der Versichertengemeinschaft daran orientieren, ob und in welchem Umfang die Leistunbeschränkung dem Versicherten oder die uneingeschränkte Leistungserbringung der Krankenkasse zuzumuten ist. Dabei sind insbesondere der Grad des Verschuldens, die Höhe der Aufwendungen der Krankenkasse, die finanzielle Leistungsfähigkeit des Versicherten und seine Unterhaltsverpflichtungen zu berücksichtigen."

24 Dettmeyer (2009), S. 257–281

Kapitel 6

1 Diesem Dilemma weicht man mit der – aus der Bibel allerdings nicht begründbaren – Aussage aus, man habe sein Leben von Gott empfangen und müsse warten, bis Gott es einem wieder nimmt. Geht man allerdings davon aus, das von Gott Empfangene dürfe auch nur von ihm genommen werden, dann dürfte der so Argumentierende bei einer Erkrankung auch nicht den Arzt aufsuchen; vielmehr müsste er warten, bis Gott die Krankheit wieder nimmt. Es gibt mindestens einen protestantischen und einen katholischen Theologen, Michael Fries und Hans Küng, die beide Euthanasie als mit dem christlichen Glauben vereinbar erachten. Vgl. Jens/Küng (2009) sowie Frieß (2008).

2 Im Kapitel „Psychiatrische Begutachtungen von Suizidhandlungen" von P. Hoff und U. Venzlaff (in Venzlaff/Foerster 2009) heißt es auf S. 853 dann weiter: „Dessen ungeachtet verbleibt natürlich die Möglichkeit einer suizidalen Handlung im Sinne eines autonomen (und nicht via Krankheit unfreien) Entschlusses. Und es mag stimmen, dass der Psychiater aufgrund seiner selektiven Wahrnehmung und Erfahrung diese Form von Suizidalität unterschätzt oder zu wenig anerkennt. Umgekehrt gilt freilich auch, dass die fälschliche Unterstellung von Autonomie und persönlichem Entschluss bei einer tatsächlich aber vorliegenden und potenziell gut behandelbaren Störung im Fall von Suizidalität eine fatale, oft nicht mehr korrigierbare Fehleinschätzung darstellt." Hierzu ist anzumerken, dass bei FVNF kein plötzlicher Tod eintritt und noch mehrere Tage lang die Möglichkeit besteht, sich wieder neu zu entscheiden, also den Sterbeversuch aufzugeben.

3 „Diagnosen von Gemütskrankheiten können, nach Jahren der Erprobung, nur als Arbeitshypothesen bewertet werden [...] Man kann nur hoffen, dass die neuen Revisionen der International Classification of Diseases [ICD ... dies] ändern werden." (Übers. v. C. W.) Mit dieser Einschätzung in der angesehenen medizinischen Fachzeitschrift „The Lancet" dürfte Peter Tyrer (2009) vermutlich nicht allein stehen.

4 Warnock/Macdonald (2008, 23, Übers. C. W.). Die britische Patientin Diana Pretty litt an einer progressiven Erkrankung der Motoneurone, die zu totaler Lähmung ohne Beeinträchtigung mentaler Funktionen führt. Sie wollte das Ende dieser Entwicklung nicht abwarten, sondern durch Selbsttötung mit Unterstützung durch ihren Ehegatten vorzeitig aus dem Leben gehen. In Großbritannien hätte dies jedoch zu einer Anklage gegen ihren Gatten geführt, da dort – anders als in Deutschland – die Beihilfe zur Selbsttötung noch immer verboten ist.

5 Zuweilen scheinen die Begriffe „Menschenwürde" und „Würde" ineinander überzugehen, was zu verwirrenden Konsequenzen führen kann. So schreibt z. B. Elke Simon (2006, 567): „Die Forderung der Euthanasie-Bewegung nach einem Sterben in Würde als Entsprechung eines Lebens in Würde erscheint [...] als ein Absurdum, weil Menschenwürde selbst bei schwerer und fortschreitender Krankheit bis in das Sterben hinein nicht verloren gehen kann." Dem Nachsatz ist ja zuzustimmen, aber er kann nicht als Gegenargument gegen den Sterbewunsch eines Menschen (hier von einer Interessengruppe vertreten) benützt werden, der seine persönlichen Vorstellungen davon hat, was ein würdiges Leben und ein Sterben in Würde ist. Ein anderes Beispiel, in B. Bron (2003, 587): „Menschenwürde und Personsein zeichnen sich nicht nur durch Autonomie und Selbstverfügung über das eigene Leben, sondern auch durch Angewiesensein auf menschliche Zuwendung und tragfähige Beziehungen aus." Man hätte kürzer und nüchterner sagen können „Menschsein

zeichnet sich [...] aus." Hinter dem Hinweis auf das „Angewiesensein" könnte ein paternalistischer Mitbestimmungsanspruch von Personen stehen, die sich als dafür zuständig, womöglich *allein* zuständig betrachten.

6 Siehe hierzu z. B. M. de Ridder (2010) und den Artikel des Münchner Palliativmediziners G. Domenico Borasio „Der letzte Kunstfehler" in der Süddeutschen Zeitung vom 3.3.2009.

7 Seale/van der Geest (2004, 883): „Beim Blick auf diese Studien – über ganz unterschiedliche Regionen (Japan, Nordamerika, Niederlande, Großbritannien, Australien, Papua-Neuguinea, Ghana) und über verschiedene Epochen hinweg (biblische Zeiten, klassisches Griechenland und römisches Reich, Moderne) – zeigt sich, daß das „Zustandekommen" eines guten bzw. schlechten Todes ein aktives Geschehen ist, an dem sowohl der Sterbende als auch diejenigen beteiligt sind, die ihn umgeben. Einige Elemente sind offenbar vielen Kulturen gemeinsam, andere hingegen sind weniger verbreitet". Ebenso Seale/van der Geest (2004, 885): „Manche Idealvorstellungen vom Sterben scheinen nahezu universal zu sein: Ein Tod nach einem langen und erfolgreichen Leben; der zuhause stattfindet; ohne Gewaltsamkeit oder Schmerzen; im Frieden mit den einem nahestehenden Menschen; und mit einem gewissen Mindestmaß von Kontrolle über das Geschehen."

8 Siehe z. B. Ingo Hillebrand (in Grimm/Hillebrand 2009) und H. Wedler (2008).

9 Bei dieser Gelegenheit sei auf das Buch von Matthias Kamann (2009) „Todeskämpfe" eingegangen. Zu begrüßen ist die äußerst detaillierte und vorurteilsfreie Aufarbeitung von mehreren Jahren deutscher „Sterbehilfe-Debatte". Nicht nur für uns dürfte es dann aber enttäuschend sein, wenn Kamann gegen Ende seines Buches sich endlich zur Frage der Suizidhilfe selber positioniert und ohne Rückgriffe auf theologische oder/und psychiatrische „Dogmatik" feststellt, dass ein wohlerwogener Suizid abzulehnen sei, wenn die Lage aus ärztlicher Sicht noch nicht aussichtslos ist. Anderenfalls, wenn der Mensch kapituliere, „weil bereits alles vom Tod erfasst ist", falle „die entscheidende Kategorie der Selbstbestimmung einfach aus." (S. 130, 131); das bedeutet also, dass man den Begriff „Suizid" dann nicht mehr verwenden soll, was zwar in gewisser Hinsicht nachvollziehbar, aber für politische Klarstellungen nicht hilfreich ist. Konsequenterweise will dieser Autor uns in Deutschland allenfalls eine Regelung wie im US-Staat Oregon zugestehen, wo die „Suizid-Beihilfe so streng geregelt ist, dass die Beschränkung auf Kapitulationssituationen möglich wird." (S. 134)

Kamann äußert sich teils sehr gefühlsbetont, teils recht apodiktisch und zuweilen in einer Weise, die auf konkret Betroffene eher seltsam wirken dürfte, wie z. B.: „Gerade wenn man [...] das Leid und Elend von Patienten nicht schönreden will, darf man dem Leidvollsten und Elends-

ten, der völligen Vernichtung, dem Tod, nicht plötzlich etwas Vernünftiges abzugewinnen versuchen. Es gibt kein Argument für den Tod. Nichts von den Selbstbestimmungsprinzipien der freiheitlichen Gesellschaft spricht für ihn. Er widerspricht diesen Prinzipien." (S. 129)
Kamann kann offenbar nicht wirklich verstehen, dass man irgendwann nur noch einschlafen, für immer schlafen, also nicht mehr leben will. Dass jemand in dieser Vorstellung so etwas wie Frieden sieht, kann man aber im Umgang mit manchen Menschen am Lebensende ganz konkret erfahren. Ein rationales und somit partiell positives Verhältnis zum Tode, wie es sich beispielsweise in humanistischem Denken schon immer finden ließ, scheint Kamann verwehrt zu sein.

10 Einer der Gründe, weshalb Pflegeheime und Hospizdienste sich wohl nur zögerlich für das Sterben durch FVNF öffnen werden, ist der noch immer verbreitete Widerstand gegen jedwedes Beschleunigen des Todeseintritts. Außerdem ist bei der häufigen Unkenntnis über FVNF mit der Möglichkeit von Missverständnissen, aber auch mit verleumderischen Darstellungen zu rechnen („die lassen die Leute einfach verhungern und verdursten"). Dies könnte z. B. für die Träger von Hospizarbeit zu einer Minderung des Spendenaufkommens führen. Die Arbeit in Pflegeheimen wird in der deutschen Öffentlichkeit immer wieder durch Berichte (z. B. Fussek/Schober 2008), aber auch z. T. sehr pauschale Behauptungen kritisiert. Dies betrifft oft die Basisversorgung mit Nahrung und Flüssigkeit. Zwar werden Mahlzeiten angeboten, aber in manchen Heimen fehle die Zeit, stärker behinderten Insassen beim Essen und Trinken zu helfen. Dies habe sogar schon dazu geführt, dass Heiminsassen regelrecht verhungert und verdurstet seien.

11 Dies ist natürlich keine *logische* Betrachtungsweise. Es handelt sich hier um eine auf allgemeiner menschlicher Erfahrung beruhende Einschätzung. Doch warum sollte es nicht auch dem Sterbewilligen gut tun, wenn er weiß, dass er mit seinem Weggang noch einem anderen etwas Gutes tut?

12 Der Einfachheit halber wurde hier der Aspekt einer womöglich schwierigen Entscheidungsfindung übergangen. Schon die Entscheidung gegen weitere Chemotherapie könnte z. B. den Angehörigen erhebliche Probleme bereiten. Man sollte in solch einer Situation eventuell auch an die Beratung durch einen Psychotherapeuten denken, wie in Kap. 3.3 ausgeführt.

Literatur

Ahronheim, J. C. (1996): Nutrition and Hydration in the terminal patient. Clinical Geriatric Medicine 12, 379–391
–, Gasner, M. (1990): Viewpoint: The Sloganism of Starvation. The Lancet 335, 278–279
–, Mulvihill, M., Sieger, C., Park, P., Fries, B. E. (2002): State practice variations in the use of tube feeding for nursing home residents with cognitive impairment. Journal of the American Geriatrics Society 49, 148–152
Albéry, N., Elliot, G., Elliot, J. (1993): The Natural Death Handbook. Virgin, London
Andreae, S., Baier, G., Bäumler, C., Grützner, C. (2008) THIEMEs Altenpflege in Lernfeldern. Thieme, Stuttgart.
Bernat, B. L., Gert, B., Mogielnicki, R. P. (1993): Patient refusal of hydration and nutrition. An alternative to physician-assisted suicide or active euthanasia. Archives of Internal Medicine 153, 2723–2728
Bilimoria, P. (1992): The Jaina Ethic of Voluntary Death. A Report from India. Bioethics 6, 331–355
Billings, J. A. (1985): Comfort measures for the terminally ill. Is dehydration painful? Journal of the American Geriatrics Society 33(11), 808–810
Birnbacher, D. (2004): Menschenwürde – abwägbar oder unabwägbar? In: Kettner, M. (Hrsg.): Biomedizin und Menschenwürde. Suhrkamp, Frankfurt/M., 249–271
Borasio, G. D. (2009): Palliativmediziner wirft Ärzten Inkompetenz vor. Deutsches Ärzteblatt 3.3.2009. In: http://www.aerzteblatt.de/v4/news/news.asp?id=35642&src=suche&p=Palliativmediziner+wirft+%C4rzten+Inkompetenz+vor, 27.01.2010
Bosshard, G. (2008): Switzerland. In: Griffiths J., Weyers, H., Adams, M. (Hrsg.), Euthanasia and Law in Europe. Hart Publishing, Oxford/Portland
–, Nilstum ,T., Bilsen, J., Norup, M., Miccinesi, G., Delden, J. J. M. van, Faisst, K., Heide, A. van der (2005): Forgoing treatment at the end of life in 6 European countries. Archives of Internal Medicine 165, 401–407
Brock, D. (2004): Physician-Assisted suicide as a Last-Resort Option at the End of Life. In: Quill, T. E., Battin, M. P. (Hrsg.), Physician-Assisted Dying. The Case for Palliative Care and Patient Choice. The John Hopkins University Press, Baltimore/London.

Bron, B. (2003): Beihilfe zum Suizid – Ethische, juristische und psychiatrische Aspekte. Fortschritte der Neurologie/Psychiatrie 71, 579–589

Bundesärztekammer (2004): Grundsätze der Bundesärztekammer zur ärztlichen Sterbebegleitung. Deutsches Ärzteblatt 101(19), A-1298 / B-1076 / C-1040. In: http://www.bundesaerztekammer.de/downloads/Sterbebegl2004.pdf, 05.02.2010

Cahill, G. F. (1970): Starvation in Man. New England Journal of Medicine 282, 668–675

Cassarett, D., Kapo, J., Caplan, A. (2005): Appropriate use of artificial nutrition and hydration. Fundamental principles and recommendations. New England Journal of Medicine 353, 2607–2611

Chabot, B. (2007): Dying with Dignity Attended by Proxies in one's own Hand. Diss. University of Amsterdam. Bert Bakker, Amsterdam [auf Niederländisch]. www.boudewijnchabot.nl/deutsch

– (2008): A hastened death by self-denial of food and drink. Amsterdam. www.boudewijnchabot.nl/deutsch

– (2011): Hastening Death through Voluntary Cessation of Eating and Drinking: A Survey. In: Youngner, S., Kimsma, G. (Hrsg.): Physician-Assisted Dying in the Netherlands. (in Vorbereitung; vorläufiger Buchtitel). Cambridge University Press.

–, Goedhart, A. (2009): A survey of self-directed dying attended by proxies in the Dutch population. Social Science & Medicine 68, 1745–1751

Coeppicus, B. R. (2009): Patientenverfügung, Vorsorgevollmacht und Sterbehilfe. Klartext, Essen

Coombs Lee, B. (2004): A Model that Integrates Assisted Dying with Excellent End-of-Life Care. In: Quill, T. E., Battin, M. P. (Hrsg.), Physician-Assisted Dying. The Case for Palliative Care and Patient Choice. The John Hopkins University Press, Baltimore/London

Dahl, E. (2008): Im Schatten des Hippokrates – Assistierter Suizid und ärztliches Ethos. Humanes Leben – Humanes Sterben 4, 66–67

Delden, J. M. van, Visser, J. F., Borst-Eilers, E. (2004): Thirty Years Experience with Euthanasia in the Netherlands: Focussing on the Patient as a Person. In: Quill, T. E., Battin, M. P. (Hrsg.), Physician-Assisted Dying. The Case for Palliative Care and Patient Choice. The John Hopkins University Press, Baltimore/London

de Ridder, M. (2010): Wie wollen wir sterben? Ein ärztliches Plädoyer für eine neue Sterbekultur in Zeiten der Hochleistungsmedizin. DVA, München

Dettmeyer, R. (2009): Medizin und Recht – Rechtliche Sicherheit für den Arzt. 2. Aufl. Springer, Heidelberg

Deutscher Bundesrat (2006): Gesetzesantrag der Länder Saarland, Thüringen, Hessen. Bundesrat Drucksache 230/06, 27.03.06. Bundesanzeiger Verlagsgesellschaft mbH, Köln

Deutscher Juristentag (2007): Verhandlungen des 66. Deutschen Juristentages Stuttgart 2006, Band II/2 Sitzungsberichte (Diskussion und Beschlussfassung), IV. Suizid. Beck, München

Dworkin, G., Frey, R. G., Bok, S. (1998): Euthanasia and Physician-assisted suicide. Cambridge University Press, Cambridge

Erlemeier, N., Wirtz, M. (Hrsg.) (2001): Suizidalität und Suizidprävention im Alter. Schriftenreihe des Bundesministeriums für Familie, Senioren, Frauen und Jugend Bd. 212. Kohlhammer, Stuttgart (Die Broschüre ist vergriffen, aber weiterhin als Download auf der Homepage des Bundesfamilienministeriums erhältlich unter: http://www.bmfsfj.de/BMFSFJ/Service/Publikationen/publikationen,did=4824.html, 27.01.2010)

Fainsinger, R. L., Bruera, E. (1997): When to treat dehydration in a terminal ill patient? Supportive Care in Cancer 5, 205–211

Feldmann, M. (2009): Die Strafbarkeit der Mitwirkungshandlungen am Suizid: ein Vergleich der Rechtslage in Deutschland und Spanien unter Berücksichtigung der historischen Entwicklung in beiden Ländern mit rechtspolitischer Ausrichtung. In der Reihe: Taupitz, J., Raspe, H., Oehlrich, M. (Hrsg.): Medizin – Recht – Wirtschaft Bd. 7. LIT-Verlag, Berlin/Münster

Finucane, T. E., Bynum, J. P. (1996): Use of tube feeding to prevent aspiration pneumonia. The Lancet 348, 1421–1424

–, Christmas, C., Travis, K. (1999): Tube feeding in patients with advanced dementia. A review of the evidence. Journal of the American Medical Association 282, 1365–1370

Finzen, A. (2009): Das Sterben der anderen – Sterbehilfe in der Diskussion. Balance, Bonn

Fittkau, L. (2006): Autonomie und Fremdtötung. Sterbehilfe als Sozialtechnologie. Mabuse Verlag, Frankfurt

Frieß, M. (2008): Komm süßer Tod – Europa auf dem Weg zur Euthanasie? Zur theologischen Akzeptanz von assistiertem Suizid und aktiver Sterbehilfe. Kohlhammer, Stuttgart

Fussek C., Schober, G. (2008): Die Pflegemafia. Bertelsmann, München

Ganzini, L. (2006): Artificial nutrition and hydration at the end of life: Ethics and evidence. Palliative and Supportive Care 4, 135–143

–, Goy, E. R., Miller, L. L., Harvath, T. A., Jackson, A., Delorit, M. A. (2003): Nurses' Experiences with Hospice Patients Who Refuse Food and Fluids to Hasten Death. New England Journal of Medicine 349, 359–365

Gillick, M. R. (2000): Rethinking the role of tube feeding in patients with advanced dementia. New England Journal of Medicine 342, 206–210

Griffiths J., Bood, A., Weyers, H. (1998): Euthanasia and Law in the Netherlands. Amsterdam University Press, Amsterdam

–, Weyers, H., Adams, M. (2008): Euthanasia and Law in Europe. Hart Publishing, Oxford/Portland

Grimm, C., Hillebrand, I. (2009): Sterbehilfe – Rechtliche und ethische Aspekte. Ethik in den Biowissenschaften. Sachstandsberichte des DRZE, Bd. 8: Sterbehilfe. Alber, München

Hamm, R. J., Knisely, J. S., Watson, A., Lyeth, B. G., Bossut, D. F. B. (1985): Hormonal mediation of the analgesia produced by food deprivation. Physiology & Behavior 35(6), 879–882

Hardy, J. (2000): Sedation in terminally ill patiens. The Lancet 356, 1866–1867

Harvath, T. A., Miller, L. L., Smith, K. A., Clark, L. D., Jackson, A., Ganzini, L. (2006): Dilemmas encountered by hospice workers when patients wish to hasten death. Journal of Hospice and Palliative Nursing 8(4), 200–209

Health Council of The Netherlands (2002): Dementia. Publication 2002/04E. The Hague, [auf Niederländisch]

Heide, A. van der, Deliëns, L., Faisst, K., Nilstun, T., Norup, M., Paci, E., Wal, G. van der, Maas, P. J. van der (2003): End-of-life decision-making in six European countries: A descriptive study. The Lancet 362, 345–350

Hein, B. (2007) Altenpflege konkret – Gesundheits- und Krankheitslehre. Elsevier, München

Hooff, A. van (1990): Suicide in classical antiquity. SUN, Nijmegen [auf Niederländisch]

Huang, Z., Viola, R. A., Wells, G. A., (2000): The effects of fluid status and fluid therapy on the dying: a systematic review. Journal of Palliative Care 13, 41–52

Inspectorate for Health Care (1999): Provision of food and fluids in Dutch nursing homes: policy and practice. The Hague, [auf Niederländisch]

Institut für Demoskopie Allensbach (2008): Einstellungen zur aktiven und passiven Sterbehilfe. Allensbacher Berichte 14. In: http://www.ifd-allensbach.de/news/prd_0814.html, 05.02.2010

Jacobs, J. (2003): Death by Voluntary Dehydration: What the Caregivers Say. New England Jounal of Medicine 349, 325–326

Jens, W., Küng, H. (2009): Menschenwürdig sterben. 2. Aufl. Piper, München

Jox, R. J., Krebs, M., Fegg, M., Reiter-Theil, S., Frey, L., Eisenmenger, W., Borasio, G. D. (2010): Limiting life-sustaining treatment in German intensive care units: A multiprofessional survey. Journal of Critical Care; 25, 413–419

Justice, C. (1995): The 'Natural' Death while not Eating: a Type of Palliative Care in Banares. Journal of Palliative Care 11, 38–42

Kamann, M. (2009): Todeskämpfe – Die Politik des Jenseits und der Streit um die Sterbehilfe. Transcript, Bielefeld

Kerndt, P. R. (1982): Fasting: the history, pathophysiology and complications. Western Journal of Medicine 13, 379–399

Körner, U., Biermann, E., Bühler, E., Oehmichen, F., Rothärmel, S., Schneider, G., Schweidtmann, W. (2009): Ethische und rechtliche Gesichtspunkte der enteralen Ernährung. In: Weimann, A., Körner, U.,Thiele, F. (Hrsg.) (2009) Künstliche Ernährung und Ethik, Pabst Science Publishers, Lengerich, S. 155

Kuhse, H., Singer, P., Baume, P., Clark, M., Rickard, M. (1997): End-of-life decisions in Australian medical practice. Medical Journal of Australia 166, 191–196

Leo, D. de., Burgis, S., Bertolote, J. M., Kerkhof, A. J. F. M., Bille-Brahe, U. (2006): Definitions of suicidal behaviour. Lessons learned from the WHO/Euro Multicentre study. Crisis 27, 4–15

Li, I. (2002): Feeding tubes in patients with severe dementia. American Family Physician 65, 1605–1610

Lo, B., Dornbrand, L. (1984): Guiding the hand that feeds. Caring for the Demented elderly. New England Journal of Medicine 311, 402–404

Madan, T. N. (1992): Dying with Dignity. Social Science and Medicine 35, 425–431

McCann, R. M., Hall, W. J., Groth-Juncker, A. (1994): Comfort care for terminally ill patients. The appropriate use of nutrition and hydration. Journal of the American Medical Association 272, 1263–1266

McInerney, F. (1992): Provision of Foods and Fluids in Terminal Care: a Sociological Analysis. Social Science & Medicine 34, 1271–1276

Mehr, D. R., Steen, J. T., Kruse, R. L., Ooms, M. E., Rantz, M., Ribbe, M. W. (2003): Lower respiratory infections in nursing home residents with dementia. A tale of two countries. The Gerontologist 43, 85–93

Meier, D. E., Ahronheim, J. C., Morris, J., Baskin-Lyons, S., Morrison, R. S. (2001): High short-term mortality in hospitalized patients with advanced dementia. Lack of benefit of tube feeding. Archives of Internal Medicine 161, 594–599

Meyers, R. M., Grodin, M. A. (1991): Decision making regarding the initiation of tube-feeding in the severely demented elderly: A review. Journal of the American Geriatrics Society 39, 526–531

Mitchell, S. L. (2003): Financial incentives for placing feeding tubes in nursing home residents with advanced dementia. Journal of the American Geriatrics Society 51, 129–131

–, Kiely, D. K., Lipsitz, L. A. (1997): The risk factors and impact on survival of feeding tube placement in nursing home residents with severe cognitive impairment. Archives of Internal Medicine 157, 327–332

–, Tetroe, J. M. (2000): Survival after Percutaneous Endoscopic Gastrostomy placement in older persons. Journal of Gerontology 55, M735–M739

–, Teno, J. M., Kiely, D. K. et al. (2009): The Clinical Course of Advanced Dementia. New England Journal for Medicine 361, 1529–1538

Müller-Busch, H.C., Radbruch, L., Strasser, F., Voltz, R. (2006): Empfehlungen zur palliativen Sedierung. Dtsch. Med. Wochenschr 131: 2733–2736

Murphy, L. M., Lipman, T. O. (2003): Percutaneous Endoscopic Gastrostomy does not prolong survival in patients with dementia. Archives of Internal Medicine 163, 1351–1353

Nationaler Ethikrat (2006): Selbstbestimmung und Fürsorge am Lebensende – Stellungnahme. Nationaler Ethikrat, Berlin.

Neitzke, G., Wördehoff, D., Diemer, W., Müller, J., Wernstedt, T. (2009): Sedierung am Lebensende. Eckpunkte für einen verantwortungsvollen Umgang. In: Vollmann, J., Schildmann, J., Simon, A. (Hrsg.): Klinische Ethik. Aktuelle Entwicklungen in Theorie und Praxis. Campus, Frankfurt/M., 185–207

–, Oemichen, F., Schliep, H.J., Wördhoff, D. (2010): Sedierung am Lebensende. Empfehlungen der AG Ethik am Lebensende in der Akademie für Ethik in der Medizin. Ethik Med. 22: 139–147

NVVA (1997): Prudent medical care. Manual for decision-making concerning patients with dementia. Dutch association for nursing home physicians, Dutch Association of Nursinghome Physicians, Utrecht [auf Niederländisch]

Onwuteaka-Philipsen, B. D., Heide, A. van der, Koper, D., Keij-Deerenberg, I., Rietjens, J., Rurup, M. L., Vrakking, A. M., Georges, J. J., Muller, M. T., Wal, G. van der, Maas, P. J. van der (2003): Euthanasia and other end-of-life decisions in the Netherlands in 1990, 1995 and 2001. The Lancet 352, 395–399

Oorschot, B., Simon, A. (2008): Aktive, passive oder indirekte Sterbehilfe? Über subjektive Definitionen und Klassifikationen von Ärzten und Richtern in Entscheidungssituationen am Lebensende. Psychologie & Gesellschaftskritik 32, 39–53

Owen, O. E. (1983): Ketosis of starvation: a revisit and new perspectives. Clinical Endocrinological Metabolism 12, 357–379

Pasman, H. R. W. (2004): Forgoing artificial nutrition and hydration in nursing home patients with dementia. Decision-making, clinical course and quality of dying. Diss. Free University Amsterdam. Ponsen & Looijen, Wageningen

–, Onwuteaka-Philipsen, B. D., Kriegsman, D. M. W., Ooms, M. E., Ribbe, M. W., Wal, G. van der (2005): Discomfort in nursing home patients with severe dementia in whom artificial nutrition and hydration is forgone. Archives of Internal Medicine 165, 1729–1735

Payk, T. R. (2009): Der beschützte Abschied. Kösel, München

Peck, A., Cohen, C. E., Mulvihill, M. N. (1990): Long-term enteral feeding of aged demented nursing home patients. Journal of the American Geriatrics Society 38, 1195–1198

Pepersack, T., Binsbergen, J. J. van (2003): Nutrition at the end of life. Patient Care, 53–58 [auf Niederländisch]
Phillips, P. A., Rolls, B. J., Ledingham, J. G. G., Forsling, M. L., Morton, J. J., Crowe, M. J., Wollner, L. (1984): Reduced thirst after water deprivation in healthy elderly men. The New England Journal of Medicine 311, 753–759
Printz, L. A. (1992): Terminal dehydration, a compassionate treatment. Archives of Internal Medicine 152, 697–700
Putz, W. (2008): Strafrechtliche Aspekte der Suizid-Begleitung im Lichte der Entwicklung von Rechtsprechung und Lehre zur Patientenverfügung. In: Schöch, H. (Hrsg.): Strafverteidigung, Revision und die gesamten Strafrechtswissenschaften. Festschrift für Gunter Widmaier zum 70. Geburtstag. Heymanns, Köln, 701–724
–, Steldinger B. (2007): Patientenrechte am Lebensende. 3. Aufl. DTV, München
Quill, T. E., Lo, B., Brock, D. W. (1997): Palliative options of last resort: a comparison of voluntary stopping eating and drinking, terminal sedation, physician-assisted suicide, and voluntary active euthanasia. Journal of the American Medical Association 278, 2099–2104
–, Coombs Lee, B., Nunn, S. (2000): Palliative treatments of last resort: choosing the least harmful alternative. Annals of Internal Medicine 132, 488–493
–, Battin, M. P. (Hrsg.) (2004): Physician-Assisted Dying. The Case for Palliative Care and Patient Choice. The John Hopkins University Press, Baltimore/London
Richter, G. (2006): Ernährungs- und Flüssigkeitstherapie in der Terminalphase des Lebens: Ethische und medizinische Grundlagen. In: Schauder, P., Ollenschläger, G. (Hrsg.): Ernährungsmedizin: Prävention und Therapie. 3. Aufl. Elsevier/Urban/Fischer, München, 385–406
Royal Dutch Association of Physicians (2005): Guidelines for palliative sedation. KNMG, Utrecht [auf Niederländisch]
Rüping, U., Lembke, U. (2008): Leben oder sterben lassen – Zur Suizidpaktentscheidung des Oberlandesgerichtes Braunschweig. Psychotherapeutenjournal 4, 359–363. Auch als download erhältlich unter: http://www.psychotherapeutenjournal.de/archiv.html#2008 (unter „Recht aktuell")
Sanders, D. S., Carter, M. J., D'Silva, J., James, G., Bolton, R. P., Bardhan, K. D. (2000): Survival analysis in Percutaneous Endoscopic Gastrostomy feeding: A worse outcome in patients with dementia. American Journal of Gastroenterology 95, 1472–1475
Schmidlin, E. (2008): Artificial hydration: the role of the nurse in addressing patient and family needs. International Journal of Palliative Care Nursing 14, 485–489

Schreier, M. M., Bartholomeyczik, S. (2004): Mangelernährung bei alten und pflegebedürftigen Menschen: Ursachen und Prävention aus pflegerischer Perspektive. Schlütersche, Hannover

Schuler, K. (2005): Sterbehilfe – Instrumentalisierte Umfragen. Sind die Deutschen für oder gegen aktive Sterbehilfe? Meinungsforscher kommen zu unterschiedlichen Ergebnissen. In: http://www.zeit.de/online/2005/43/Sterbehilfe?page=all, 12.10.2005

Schweizerische Akademie der Medizinwissenschaften [SAMW] (2004): Betreuung von Patientinnen und Patienten am Lebensende. SAMW, Basel. Auch als Download erhältlich unter: http://www.samw.ch/de/Ethik/Richtlinien/Aktuell-gueltige-Richtlinien.html

Seale, C. (1996): Living alone towards the end of life. Ageing and Society 16, 75–91

– (2006): National survey of end-of-life decisions made by UK medical practitioners. Palliative Medicine 20, 3–10

–, Geest, S. van der (2004): Good and bad death: Introduction to Special Issue. Social Science & Medicine 58, 883–885

Sheiman, S. L., Pomerantz, J. D. (1998): Tube feeding in dementia: a controversial practice. Journal of Nutrition, Health and Aging 2, 184–189

Simon, E. (2006): Euthanasie-Debatte an ausgewählten Beispielen im europäischen Vergleich. In: Knipping, C. (Hrsg.): Lehrbuch Palliative Care. Hans Huber, Bern, 564–575

Sozioland – Das Online-Meinungsportal (2007): Nicht der Tod, sondern das Sterben ist das Schauderhafte. In: http://www.sozioland.de/7486_sterbehilfe.php, 05.02.2010

Spittler, J. F. (2005a): Flüssigkeitsverzicht – Ethische Maßstabsfindung in der gesellschaftlichen Kontroverse. Deutsche Medizinische Wochenschrift 130, 171–174

– (2005b): Flüssigkeitsverzicht als Therapie-Begrenzung. Die Schwester – Der Pfleger 44(5), 390–395

Sullivan, M. D., Ganzini, L., Youngner, S. J. (1998): Should psychiatrists serve as gatekeepers for physician-assisted suicide? Hastings Center Report 28(998), 24–31

Sullivan, R. J. (1993): Accepting death without artificial nutrition or hydration. Journal of General Internal Medicine 8, 220–224

Teising, M. (1992): Alt und lebensmüde – Suizidneigung bei älteren Menschen. Reinhardts Gerontologische Reihe 6. Ernst Reinhardt, München/Basel

Teno, J. M., Mor, V., DeSilva, D., Kabumoto, G., Roy, J., Wetle, T. (2002): Use of feeding tubes in nursing home residents with severe cognitive impairment. Journal of the American Medical Association 287, 3211–3212

Terman, S. A. (2007): The Best Way to Say Goodbye. A Legal Peaceful Choice at the End of Life. Life Transitions Publications, Carlsbad

Thé, A., Pasman, R., Onwuteaka-Philipsen, B., Ribbe, M., Wal, G. van der (2002): Withholding the artificial administration of fluids and food from elderly patients with dementia: ethnographic study. British Medical Journal 325, 1326

Tyrer, P. (2009): Are general practitioners really unable to diagnose depression? The Lancet 374, 589–560

Venzlaff, U., Foerster, K. (Hrsg.) (2009): Psychiatrische Begutachtung: Ein praktisches Handbuch für Ärzte und Juristen. 5. Aufl. Elsevier/Urban/Fischer, München

Vetter, P. (2005): Selbstbestimmung am Lebensende. Patientenverfügung und Vorsorgevollmacht. Boorberg, Stuttgart

Viola, R. A., Wells, G. A., Peterson, J. (1997): The effect of fluid status and fluid therapy on the dying: a systematic review. Journal of Palliative Care 13, 41–52

Vullo-Navich, K., Smith, S., Andrews, M., Levine, A. M., Tischler, J. F., Veglia, J. M. (1998): Comfort and incidence of abnormal serum sodium, BUN, creatinine and osmolality in dehydration of terminal illness. American Journal of Hospice and Palliative Care 15, 77–84

Warnock, M., MacDonald, E. (2008): Easeful Death. Is There a Case for Assisted Dying? Oxford University Press, Oxford

Wedler, H. (2008): Ethische Aspekte der Suizidprävention. In: Wolfersdorf, M., Bronisch, T., Wedler, H. (Hrsg.): Suizidalität – verstehen, vorbeugen, behandeln. Roderer, Regensburg, 311–337

Woellert K., Schmiedebach, H.-P. (2008): Sterbehilfe. UTB-Profile. Ernst Reinhardt, München/Basel

Anhang

Verfügung

mein vorzeitiges Versterben durch freiwilligen Verzicht auf Nahrung und Flüssigkeit (FVNF) betreffend

Ich, _____ ,
erkläre nach reiflicher Überlegung auf Grund meiner gesamten Lebenseinstellung und auf Grund meiner derzeitigen gesundheitlichen Situation, insbesondere wegen

_____

_____

Folgendes:

Ich habe mich entschlosssen, in allernächster Zeit durch konsequenten freiwilligen Verzicht auf Nahrung und Flüssigkeit vorzeitig aus dem Leben scheiden.

Hiermit bestimme ich: Wenn ich während oder infolge von FVNF nicht mehr ansprechbar bin, darf keinerlei Versuch unternommen werden, mein Leben zu retten; vielmehr ist auch dann mein Sterbewille konsequent zu achten. Insbesondere untersage ich Wiederbelebung, künstliche Kalorienzufuhr in welcher Form auch immer sowie künstliche Flüssigkeitszufuhr (außer wenn diese als einzige Möglichkeit zur Verabreichung lindernder Medikamente palliativmedizinisch unverzichtbar ist).

Weder ein(e) Arzt/Ärztin noch Angehörige oder andere Personen dürfen den Todeseintritt auf irgendeine Weise verhindern, sei es durch eigene Maßnahmen oder durch solche eines hinzugezogenen Notarztes. Sollte es zu einer lebensbedrohenden oder lebensverkürzenden Komplikation (wie z. B. einer Pneumonie) oder einem Gebrechen kommen oder ein bereits bestehendes Leiden sich verschlimmern,

[zutreffendes bitte kennzeichnen]

( ) so soll die Minderung eines hiermit eventuell verbundenen Leidens das Ziel ärztlicher Handlungen sein, ohne dass diese Maßnahmen zu einer Rücknahme bzw. Blockade meines selbst gewählten Weges aus dem Leben führen.

( ) so ist im Sinne meiner Patientenverfügung (ggf. in Kurzform als „Notfallbogen") vom .... zu verfahren.

Ich wünsche bei Bedarf Pflege und palliative Versorgung wie in der Sterbebegleitung üblich (unter besonderer Berücksichtigung von Mundpflege bzw. Feuchthalten der Schleimhäute). Mein Sterbevorgang soll einerseits zugelassen, andererseits bei Bedarf erleichtert werden (z. B. Linderung von Angst, erheblichem Unwohlsein, Schmerzen, Durstgefühl, Erbrechen, Atemnot usw. beschwerde- und schmerzlindernden Maßnahmen stimme ich hiermit ausdrücklich zu.

[Nichtzutreffendes bitte streichen.]
Da diese aktuelle FVNF-Patientenverfügung hinsichtlich des zu verwerfenden Therapieziels in ihrer Verbindlichkeit vollkommen eindeutig ist, bedarf es für ihre Umsetzung keines/keiner Betreuers/Betreuerin oder Bevollmächtigten.
[Falls zutreffend bitte kennzeichnen:]
Dessen ungeachtet habe ich _____
eine Vorsorgevollmacht (Gesundheitsvollmacht) erteilt.

Ich behalte mir vor, mich in den ersten Tagen meines freiwilligen Verzichts auf Nahrung und Flüssigkeit zum Weiterleben umzuentscheiden. Ich lehne allerdings jede Form von Drängen dazu als Nötigung ab und wünsche kein Anreichen von Nahrung oder Flüssigkeit, es sei denn, ich würde im noch einsichtsfähigen Zustande danach verlangen.

Falls eine bereits früher von mir verfasste Patientenverfügung vorliegt, bleibt diese weiterhin gültig. Die heute getroffene FVNF-Verfügung ist ggf. als deren Aktualisierung anzusehen, die mit ihrem eindeutigen Situationsbezug im Zweifelsfall **vorrangig** gilt.

Ergänzung: Modifizierung der Garantenpflicht (ggf. streichen)
Ich möchte von Dr. med. _____
in dieser meiner letzten Lebensphase bis zum Eintritt des Todes begleitet und ggf. palliativärztlich betreut werden.
Ich weiß [Unzutreffendes bitte streichen], dass _____
als Ärztin/Arzt beziehungsweise

als Ehefrau/Ehemann/Tochter/Sohn (ggf. andere Art der persönlichen Beziehung:_____) normalerweise meinem Leben verpflichtet ist/sind oder, wenn ich infolge von FVNF irgendwann nicht mehr ansprechbar bin, mich retten müsste(n). Hiermit bestimme ich aber, dass sie/er dies unterlassen soll(en). Ich nehme sie/ihn in die Pflicht, meinen Sterbewillen zu achten und ihm ggf. Geltung zu verschaffen.

_____, den _____, _____
(Ort)   (Datum)   (Unterschrift)

Anmerkung
Ich, Notar, Arzt, Bekannter, Verwandter, Psychologe,..........
[Unzutreffendes streichen]
erkläre hiermit:

Es bestanden keine Hinweise auf eine verminderte oder fehlende Freiverantwortlichkeit von Frau / Herrn _____, die Zweifel an der Gültigkeit dieser Verfügung rechtfertigen würden.

_____, den _____, _____
(Ort)   (Datum)   (Unterschrift)

Fragebogen zum Sterben durch freiwilligen Verzicht auf Nahrung und Flüssigkeit (FVNF)

Angaben einer Augenzeugin / eines Augenzeugen für Dokumentationszwecke

Senden Sie das Formular bitte ohne irgendwelche Namensangaben und ohne Absender an Dr. med. B. Chabot, PhD, und Herrn T. Hagens, Postfach 16454, 1001 RN Amsterdam, Niederlande, die zusichern, dass die Informationen anonym und ausschließlich zu Forschungszwecken genutzt werden (T. Hagens hat den niederländischen Grad DRS für das Fach Psychologie).

Nutzen Sie ggf. die Rückseite, um zusätzliche Angaben zu machen. Die Fussnoten befinden sich am Ende des Fragebogens.

Demografische Angaben (richtige Antwort markieren; wenn keine Antwort richtig ist, bitte nichts markieren und eine eigene Antwort hinzufügen).
1. Die verstorbene Person war: ☐ weiblich,   ☐ männlich.

2. Alter: _____

3. Monat und Jahr des Todes: _____

4. Ort des Todes:
   ☐ Zuhause,   ☐ Altersheim,
   ☐ Pflegeheim,   ☐ Hospiz,
   ☐ Krankenhaus,   ☐ andere: _____
   _____.

5. ☐ war Anhänger(in) einer Religion. Falls ja: welcher Religion? _____.

6. Ich bin
   ☐ Kind,   ☐ Verwandte(er),
   ☐ Freund(in),   ☐ Bevollmächtigte(r),
   ☐ Betreuer,   ☐ Arzt der/des Verstorbenen.

7. Ich hatte mit dem Sterbefall zu tun von _____
   bis _____.

Hintergrundinformationen

8. Erkrankung(en): _____
   _____

9. Fachgebiet des /der behandelnde(n) Arztes / Ärzte (bitte keine Namen angeben!)
   (z. B. Internist): _____
   _____

10. Psychische Beschwerden / Krankheit(en): _____
    _____
    _____

11. Sonstige Beschwerden _____
    _____

12. Welcher Grund war ausschlaggebend für die / den Verstorbene(n), sich für FVNF zu entscheiden? _____
    _____
    _____

13. Ohne FVNF wäre der Tod vermutlich eingetreten nach:
    ☐ weniger als einer Woche,   ☐ nach 1–4 Wochen,
    ☐ 1–3 Monaten,   ☐ mehr als 3 Monaten,
    ☐ es gab dazu keine Einschätzung.

Zeitlicher Ablauf

14. Hatte die Patientin / der Patient bereits vor Beginn des endgültigen FVNF die Aufnahme von Nahrung und / oder Flüssigkeit versucht zu reduzieren?   ☐ Ja   ☐ Nein
    Falls ja, bitte Umstände / Hinderungsgründe darlegen:
    _____
    _____
    _____

15. Erster Tag (Datum), an dem gar keine Nahrung mehr aufgenommen wurde: _____,
    ggf. Anmerkungen: _____.

16. Erster Tag (Datum), an dem keine Flüssigkeit mehr aufgenommen wurde (abgesehen von Wasser zur Mundpflege): _____
    ggf. Anmerkungen: _____

17. Das Beenden des Trinkens erfolgte allmählich im Laufe von _____ Tagen,   ☐ spontan,
    ggf. Anmerkungen: _____

18. Welche Medikamente nahm er / sie vor dem Beginn von FVNF? (Z. B. gegen Diabetes, wegen Herzproblemen, o. a.)
    _____
    _____

19. Welche dieser Medikamente wurden abgesetzt?
    nach Einstellen der Nahrungsaufnahme: _____

    nach Beendigung des Trinkens: _____

20. Welche Medikamente hatte der Arzt nach Beginn des FVNF zusätzlich verordnet?
    Schmerzlindernde Mittel (Namen): _____
    Schlafmittel (Namen): _____
    Beruhigungsmittel (Namen): _____
    andere: _____
    _____

21. Die Mundpflege
    ☐ war gut,   ☐ ausreichend,
    ☐ ungenügend,
    ggf. Anmerkungen: _____
    _____

22. Mit der / dem Patientin/en zu sprechen war noch möglich bis (Datum): _____
ggf. Anmerkungen: _____
_____

23. Sie / er erkannte mich noch bis (einschließlich, Datum): _____
ggf. Anmerkungen: _____
_____

24. Der Tod trat ein am (Datum): _____.

Umstände, unter denen dieser Weg aus dem Leben beschritten wurde

25. Hat die / der Patient/in bei der Entscheidungsfindung auch eine externe, fachliche Beratung in Anspruch genommen?
☐ Ja   ☐ Nein
Falls ja, bei:
☐ einem Hausarzt
☐ einem psychologischen Psychotherapeuten
☐ einem ärztlichen Psychotherapeuten
☐ einem _____
_____

26. Wie lange vor dem Beginn des/der Patienten/in mit FVNF erfolgte diese Beratung? _____

27. Wurden Angehörige in die Beratungsgespräche einbezogen?
☐ Ja   ☐ Nein

28. Wurde zum Abschluss der Beratung dem / der Patienten/in vom Beratenden die Willensfreiheit (= Einwilligungsfähigkeit) bestätigt?
Mündlich?: ☐ Ja   ☐ Nein
Schriftlich?: ☐ Ja   ☐ Nein

29. Informationen / Ratschläge seitens des Arztes bezüglich FVNF:
☐ befürwortend, ☐ ablehnend.
Bitte ausführen: _____
_____
_____

30. Informationen / Ratschläge seitens des Pflegepersonals bezüglich FVNF:
☐ befürwortend, ☐ ablehnend.
Bitte ausführen: _____
_____
_____

31. Einstellung und Verhalten von Verwandten / Freund(in)en:
☐ Zustimmung, ☐ Ablehnung.
Bitte ausführen: _____
_____
_____

32. Hatte der Patient eine *Patientenverfügung*[1] bezüglich FVNF verfasst? ☐ Ja, ☐ Nein.
Falls Ja: Wann? _____
Falls Nein: warum nicht? _____
_____
_____

33. Hatte der Patient eine Modifizierung der *Garantenpflicht* für den Arzt und die Angehörigen verfasst?
☐ Ja ☐ Nein.
Falls Ja: Wann? _____
Falls Nein: warum nicht? _____
_____

34. War der Patient ab einem bestimmten Zeitpunkt nicht mehr ansprechbar[2]?
☐ Ja
☐ Nein. Ab wann (Datum): _____

Wer hat das zuerst festgestellt:
☐ Ich selbst,   ☐ ein Arzt,
☐ eine Pflegekraft.
Anmerkungen: _____
_____

Angaben zum Totenschein

35. Der Totenschein wurde ausgestellt:
    ☐ vom behandelnden Arzt,
    ☐ einem anderen Arzt,
    ☐ Weiß ich nicht.

36. Welche Todesart wurde angegeben?
    ☐ natürlich   ☐ nicht natürlich,
    ☐ unbekannt   ☐ Weiß ich nicht.

37. Wurde die Polizei geholt?
    ☐ Ja   ☐ Nein
    ☐ Weiß ich nicht.
    Ggf.: Wonach fragte die Polizei? _____
    _____
    Ggf. Anmerkungen: _____
    _____

38. Wurde eine Obduktion vorgenommen?
    ☐ Ja   ☐ Nein
    ☐ Weiß ich nicht.

39. Der Leichnam wurde zur Bestattung freigegeben am (Datum): _____.
    ☐ Weiß ich nicht.

Sterben in Würde?

40. Hätte die / der Verstorbene diesen Tod wohl als ein Sterben in Würde bewertet?
    ☐ Ja   ☐ Nein   ☐ Keine Aussage
    Antwort bitte begründen: _____
    _____

41. Verstarb Ihrer persönlichen Meinung nach die/der Betreffende in Würde?
☐ Ja ☐ Nein ☐ Keine Aussage
Antwort bitte begründen: _____

_____

_____

42. Welche Meinungen wurden hierzu von anderen geäußert?

_____

_____

43. Wichtige andere Aspekte, die von diesem Fragebogen nicht erfasst wurden und die hier nachgetragen werden können:

_____

_____

_____

Haben Sie Bemerkungen oder Verbesserungsvorschläge zu diesem Fragebogen?

_____

_____

_____

_____

---

[1] Also eine Patientenverfügung, in der auch auf FVNF eingegangen wird, oder eine Erklärung, in der der Entschluss, durch FVNF aus dem Leben zu gehen, schriftlich niedergelegt wurde. Siehe Kapitel 3.3.

[2] Nicht mehr ansprechbar ist jemand z. B. dann, wenn er reichlich Schlafmittel erhalten hat oder wenn er sich in einem Zustand der Verwirrung befindet, also z. B. Halluzinationen zu haben scheint, permanent unruhig ist oder unverständlich vor sich hin redet.

Sachregister

Im Sachregister bedeutet die Hervorhebung einer Seitenzahl durch **Fettdruck**, dass auf der betreffenden Seite eine Definition oder eine besonders relevante Information gegeben wird.

Abführmittel 65
Alterssuizid 17f, **139**
Alzheimer, s. Demenz
Angehörige
–, Belastung durch FVNF 52, 77, 132f
–, Rolle bei FVNF 77
Ars moriendi 10
Arzt, als Betreuer von FVNF 50, **67f**, 80f, 133
Ärztekammern, s. Bundesärztekammer, Landesärztekammern
Autonomie 10, 121f, 128

BÄK, s. Bundesärztekammer
Barbiturate 44, 45
Basisbetreuung, medizinische 67
Befeuchtungsapparat 63
Benzodiazepin(e) 44, 69, **70**
Beratung
–, ärztliche 18, 29, 66
–, Familienmitglieder 46, **59**, 91, 145f
–, psychotherapeutische **75f**
Berufsethos, ärztliches, s. Standesethos
Beruhigungsmittel 138, 140
Bilanzsuizid 123f
Bundesärztekammer 111f
– Grundsätze zur ärztl. Sterbebegleitung 67, 100, 112–115
Bundesrat, Initiative zu Sterbehilfe 102f

Charta zur Betreuung Schwerstkranker und sterbender Menschen 116
Christlicher Glaube u. Selbsttötung 58, 113, 147

Dehydrierung/Dehydratation **42**
– bei Gesunden 85
– bei Patienten 86f
Dekubitus, Massnahmen gegen 65, 78
Demenz 49, **93–95**
Depression 45, 123, 142
DGHS (Deutsche Gesellschaft für Humanes Sterben) 143
DGS (Deutsche Gesellschaft für Suizidprävention) 18
Durstgefühl **60–62**, 87, 89f

Einsichtsfähigkeit 106, **107–109**
Einwilligungsfähigkeit **91**, 97, 142
Endorphine 83
Entscheidungsfähigkeit 54, 104, **107**
Ethikrat, deutscher, s. Nationaler Ethikrat
Ethos, ärztliches, s. Standesethos
Euthanasie 140, 147

Flüssigkeitsaufnahme, Reduzierung der 47f, 55f, 78, **85–87**
Flüssigkeitsversorgung unterlassen oder beenden 91, **92f**, 96f
Freiverantwortlichkeit 73, **107–111**, 141, 161
–, Feststellung der **75f**, 109

FVNF (Freiwill. Verzicht auf
  Nahrung u. Flüssigkeit) 10f,
  12, **42**
–, Vorbereitungen für **80f**
Garant(en) 106
Garantenpflicht,
  Modifizierung 76f ,106, **161**
Genfer Gelöbnis 144
Gerontologen 75, 110
Gesundheit, geistige 108f
Gesundheitswesen, Verbesserungsfähigkeit 127

Harnstoff 62, **84**
Hilfeleistung, unterlassene **105f**, 108, 143
Hippokratischer Eid 112f
Hospiz 12, 53, 62, 86–90, 131f
Hospizdienst, ambulanter 69, 117, 150
Humanismus, Haltung zum Tod 150
Hungergefühl **60**, **83**, 89
Hypodermoclyse 97

ICD (International Classification of Diseases) 148

Juristentag, 66. deutscher 106, 115, 144

Ketone 83, 86
Kopfschmerzen 62

Körperverletzung, Straftatbestand 106f
Krankenkasse 116f, 147

Landesärztekammern **111**, 115, 146
Lebensqualität 125, 143
Leichenschau 118f
Leiden, unerträgliche(s) 29, 42, 115

Magensonde (s. a. PEG) 13, 93f, 143
Meldepflicht bei nichtnatürlichem Tod 119
Menschenwürde **125f**, 148f
Morphin/Morphium 64, **70**, 78, 83, 140
Mundpflege **60f**, 78
Nationaler Ethikrat 46, 144
Neurologe(n) 76, 98, 109
Notar 75, 77

Obduktion 119
Opiate 20; s. a. Morphin
Oregon (US-Staat), Sterbehilfe in 45, 51, 148
Österreich 44, 143

palliative Medikation 24, 29, **33**, 38, 70
Palliativpatient 117, **145**
Palliativpflege 9, 43, **67f**
Patientenverfügung **75f**, 80, 110
– für FVNF 160
– Gesetzgebung 122, 128
PEG (Perkutane Endoskopische Gastrostomie) 13, 93, 122
Pflegeheime, Unterstützung von FVNF 148
Pfleger(in), Rolle bei FVNF 68, 134f, s. a. Hospiz
Pilzinfektionen, Vermeidung von 60, **69**
Psychiater/Psychiatrie **123f**, **141**, 146
Psychiatrische Begutachtung 123f, 141, 148
Psychotherapeuten, psychologische 18, **74f**, **109**, 143f
Psychologische Begutachtung **74**, 145
Psychotherapeutenkammer 108, 145

Rechtsmedizin 102

SCEN (Ärzte, d. Hausärzte in d.
    Niederlanden beraten) 31, **140**
Schlafmittel 71
Schmerzmittel 69, 71, **78f**
Schweiz 44f, 51, 142
Schweizerische Akademie d. Med.
    Wissensch. (SAMW) 116
Sedativum/Sedativa, s. Sedierung
Sedierung
–, palliative **43f**, 50, 68, 98, 100
–, terminale 141, s. auch Sedierung,
    palliative
–, reversible, 44
Selbstbestimmung am Lebensende
    10, 143
Selbsttötung 17, 46
–, Beihilfe zur 10, 20, **45**, s. a.
    Suizid, ärztl. Mitwirkung
Speichelersatz 60f, **63**
Speichelfluss anregen 60, **63**
Standesethos (oder Berufsethos),
    ärztliches 10, **113f**, 116, 145f
Standesrecht, ärztliches 111, **115**
Sterbehilfe 103, **140**
–, aktive 10, 104
–, indirekte 141
–, Umfragen zu 45, 126
Sterbetourismus 10
Sterbewunsch 39, 110, 123f,
    131–133
Stoffwechsel, Änderungen beim
    Fasten **82–84**
Suizid, s. Selbsttötung
– ärztliche Mitwirkung 20, 26,
    112–114

Suizident **103**, 105
Suizidhilfe, Strafbarkeit 75, **103f**,
    112f
Suizidprävention 18
Suizidwunsch 123f

Tatherrschaft 50, 68, **104f**
terminaler Patient 143
Testament 72
Tod
– akzeptieren 9, 77
–, guter 9, 87, 129, 149
–, natürlicher 118, 128f
–, nichtnatürlicher 118
Todeseintritt beschleunigen 92
Todesursache bei FVNF 84
Totenschein 118
Tötung auf Verlangen 14, 20, 104,
    s. a. Euthanasie

VKEF 92, s. a. Flüssigkeits-
    versorgung
Vorsorgevollmacht **76, 161**

Wachkoma 122
Wasserzerstäuber 47, **63**
Willensfestigkeit 40, 43, 115
Willensfreiheit 20, 164
Würde, s. Menschenwürde
Würde, Sterben in **125f**, 148f

Zahnprothesen 65
Zurechnungsfähigkeit 107
Zwangsernährung, Straftatbestand
    107

Personenregister

Ahronheim, J. 91, 93
Albéry, N. 46

Bartholomeyczik, S. 71
Battin, M. 40, 42, 45
Bernat, B. 43, 96
Bilimoria, P. 13
Billings, J. 89
Binsbergen, J.J. 96
Borasio, G.D. 94, 143
Bosshard, G. 43, 92
Brock, D. 42
Bron, B. 148
Bruera, E. 96
Bynum, J.P. 94

Cahill, G.F. 83
Cassarett. D. 96
Coeppicus, B.R. 105
Coombs Lee, B. 45

Dahl, E. 113
Delden, J. van 20
de Leo, D. 17
de Ridder, M. 43, 149
Dornbrand, L. 93

Eser, A. 143

Fainsinger, R. 96
Feldmann, M. 105
Finucane, T. 94
Finzen, A. 140
Fittkau. L. 17
Fries, M. 147

Ganzini, L. 42, 96
Gasner, M. 91

Geest, S. van der 129, 149
Gillick, M. 94
Goedhart, A. 46, 53
Griffiths, J. 20, 45
Grimm, C. 105, 141
Grodin, M.A. 93

Hamm, R.J. 83
Hardy, J. 44
Harvath, T. 47
Heide, A. van der 92
Hillebrand, I. 149
Hoff, P. 123, 148
Hoppe, J-D. 114, 146
Huang, Z. 94

Jakobs, J. 47
Jens, W. 135
Justice, C. 51

Kamann, M. 149f
Kerndt, P.R. 83
Kuhse, H. 93
Küng, H. 135, 147

Lembke U. 108, 145
Li, I. 94
Lo, B. 93

Macdonald, E. 39, 42f
Madan, T. 12
McCann, R.M. 88
McInerny, F. 51, 96
Mehr, D. 96
Meier, D. 94
Meyers, R. 93
Mitchell, S. 93, 96
Murphy, L. 94

Neitzke, G. 50

Onwuteaka-Philipsen, B. 55
Oorschot, B. 95
Owen, O.E. 83

Pasman, H. 49, 93, 94f
Payk, T.R. 140
Peck, A. 94
Pepersack, T. 96
Phillips, P, 62
Pomerantz, J.D. 93
Pretty, D. 124, 148
Printz, L. 93, 96
Putz, W. 105, 126, 144

Quill, T. 40, 42

Richter, G. 97
Rüping U. 108, 145

Sahm, S. 143
Sanders, D. 94
Schmidlin, E. 97
Schmiedebach, H-P. 104

Schreier, M.M. 71
Seale, C. 18, 129, 149
Sheimann, S. 93
Simon, E. 148f
Simon, A. 95
Spittler, J.F. 98
Steldinger, B. 105, 144
Sullivan, R.J. 83

Taupitz, J. 116
Teising, M. 123
Teno, J. 93
Terman, S. 61, 85f
Tetroe, J.M. 94
Thé, A-M. 94
Tyrer, P. 148

Venzlaff, U. 123, 148
Viola, R. 96
Vullo-Navich, K. 88

Warnock, M. 39, 42f
Wedler, H. 149
Woellert, K. 104

Katharina Woellert / Heinz-Peter Schmiedebach
Sterbehilfe

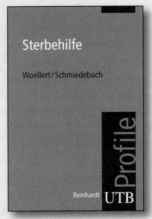

2008. 104 Seiten. Innenteil zweifarbig
UTB-Profile (978-3-8252-3006-7) kt

Die Diskussion um Sterbehilfe ist hochaktuell und kontrovers. In diesem Band werden die verschiedenen Positionen der beteiligten Berufsgruppen und der Betroffenen ausgewogen vorgestellt. Einleitend wird besonders auf die Bedeutung von Würde und Selbstbestimmung im Zusammenhang mit dem Sterben eingegangen. Erklärungen der rechtlichen Rahmenbedingungen in Deutschland und anderen Ländern runden diese Darstellung ab.

ℛ reinhardt
www.reinhardt-verlag.de

Johann-Christoph Student / Albert Mühlum / Ute Student
Soziale Arbeit in Hospiz und Palliative Care

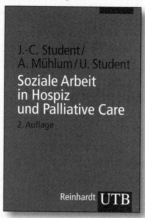

(Soziale Arbeit im Gesundheitswesen; 4)
2., überarb. Auflage 2007. 171 Seiten. 6 Abb. 4 Tab.
UTB-S (978-3-8252-2547-6) kt

Der Band „Soziale Arbeit in Hospiz und Palliative Care" bietet eine systematische Einführung in die Soziale Arbeit in Hospizeinrichtungen und auf Palliativstationen und ihre Angebote für sterbende und trauernde Menschen. Hospizbewegung und Palliative Care wollen das Sterben in den Alltag zurückholen und für alle Beteiligten erträglicher machen. Zu ihren Strategien gehören: ganzheitliche Begleitung, Ermutigung und Versorgung in verschiedenen Settings, Mobilisierung von Ressourcen, Hilfe für Helfende und nicht zuletzt Aufklärung der Öffentlichkeit. Eine besondere Aufgabe ist die Implementierung hospizlicher Prinzipien in bestehende Einrichtungen des Gesundheitswesens. Wo und auf welche Weise die professionelle Soziale Arbeit dabei ihren Beitrag leisten kann, ist das Leitthema des Buches.

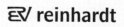

www.reinhardt-verlag.de

Ernst Ankermann
Sterben zulassen

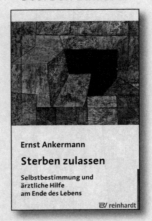

Selbstbestimmung und ärztliche Hilfe am Ende des Lebens
Mit einem Geleitwort von E.G. Mahrenholz
2004. 188 Seiten. (978-3-497-01693-8) kt

Das Für und Wider von Patientenverfügungen, passiver und aktiver Sterbehilfe wird in Ethik, Medizin und Recht seit Jahren kontrovers diskutiert. Dieses Buch leistet einen Überblick über die Problemlage und erläutert sie anhand zahlreicher Fallbeispiele. Anschaulich werden gesetzliche Grundlagen und Rechtsprechung sowie ärztliche Stellungnahmen erklärt, mit Blick auf die Lage in verschiedenen Ländern. Kritisch analysiert der Autor Patientenverfügungen, die von Kirchen und Verbänden vorgeschlagen wurden, und stellt einen eigenen Entwurf vor. Wer praktischen Rat sucht, weil er eine Patientenverfügung aufsetzen oder durchsetzen möchte oder einen Angehörigen am Ende des Lebens betreut, findet wertvolle Hinweise und Adressen für weiterführende Hilfe.

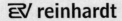
www.reinhardt-verlag.de